JN045796

# ママブルーを乗り越えるために

## 産前産後のうつと不安の理解とケア

著

ショシャナ・S・ベネット

ペック・インドマン

監訳

宮崎　弘美

訳

小川　眞

小川　朝子

星和書店

# Beyond the Blues

## Understanding and Treating
## Prenatal and Postpartum Depression & Anxiety

*by*

Shoshana S. Bennett, PhD

Pec Indman, PA, EdD, MFT, PMH-C

*Translated from English*

*by*

Hiromi Miyazaki

Makoto Ogawa

&

Asako Ogawa

この本は次の人に捧げます


母親であることについて教えてくれた私たちの子どもたち,

エラナ,アーロン,ミーガン,エミリー

そして,

深い不安と大きな希望を私たちに託してくださった

親愛なるクライアントに。

# 監訳者まえがき

　「監訳者まえがき」を書き終えた朝，私は目を覚ますと同時に涙があふれて止まらなくなりました。「やっと，私の長年の願いがかなった」という思いがあとからあとから，とどまることなく私を包みました。それは，喜びでもあり，安堵でもあり，そして言葉では何とも表現のできない「想い」でした。

　私が初めてこの *Beyond the Blues* に出会ったのは，2010年にフィラデルフィアで開催された Marcé Society という国際学会でのことでした。この年の国際学会は国際的自助グループ Postpartum Support International と合同開催される，という貴重な機会でした。まだ大学院生の身で，英語もほとんどできない状態でしたが，アメリカに向かいました。そして，産後うつのサポートについての講義を受け，この本に出会いました。また，会場には，日本周産期メンタルヘルス学会の前理事長である岡野禎治先生も参加されており，Postpartum Support International の Executive Director である Wendy Davis と出会うことができました。そして，当事者と専門家が手を携えて，産後うつの荒波を乗りこなす重要性について，話を伺う機会も得ることができました。

　この出会いは私に強い決意を抱かせました。「日本で産後うつで悩んでいるママたちとその家族，そしてどのように

vi

サポートしたらいいか悩んでいるすべての専門家や関係者の方々に，「今の正しい情報と対処法を伝えたい」ということです。

　本書に出会ったとき，「私が闘病中に欲しかったものが，ここに詰まっている！」と歓喜しました。そこに書かれていたのは，闘病当時にかけてほしかった言葉であり態度であり，「今この時点」での正しい情報でした。当事者であり専門家であるショシャナたちの言葉は，私の心を強く打ちました。「この本を，日本で紹介しなければならない」と，強く感じました。

　その後，なんとかこの本を翻訳できないかと，いろいろ思い悩み試みましたが，その機会に恵まれませんでした。その翌年2011年3月に，私と家族は福島の地で東日本大震災にあい，被災者となり，自主避難をすることになったからです。この経緯と生活についてはここでは詳しく述べませんが，私自身の産後うつの闘病中の体験や，それを家族で乗り越えた経験が，被災の際の困難を乗り越える忍耐と希望の糧となりました。

　本書は，産前・産後のうつについての「今の正しい」知識を，得たい，深めたいと思っているすべての人にとってシンプルかつわかりやすく解説しており，必ずや役に立つと思います。また，産後うつの闘病中の方，その家族，友人，そして医療関係者，その他関係者の皆様にとっては，どのようにふるまったらよいか，どのようにして回復していくのか，「今この時点で最善と思われる方法」を紹介しており，参考にす

るのに最適な内容が詰まっています。このような良書を翻訳し出版できることを，心から喜ばしいことであると思っています。

　ただ1点，間違えないでほしいのは，この本に詰まっている情報は「今，正しいと思われていて，治療に有効と考えられている情報」であるということです。科学は日々進歩しており，「絶対正しい方法」というものはありません。また，産後うつはたいへん個別性の高いものであり，「この方法が絶対全員に有効である」という保証はありません。ただ，この本を読むことで「最新の一番有用で正しいと思われている情報に触れる機会をもつことの重要さ」を知り，ご自身たちで「自分にあった回復の方法」を探す一助となることを願ってやみません。

　この本が，産後うつで悩んでいる皆様のお手元に，すべからく届きますように。

　そして，私の体験から，この言葉を皆様にお伝えしたい。「一度乗り越えた苦難は，次の苦難の糧となり，次は，きっと，今より上手に乗り越えることができます」と。

　この本を翻訳するにあたり，感謝すべき方々が多すぎて，書ききれないほどです。

　心理職勉強会の場で一緒に学んでくれた仲間の皆様，そして，私が提示した拙い翻訳をチェックし書き直してくださった勉強会仲間の小川朝子さん，そのお父様である小川眞さん，ありがとうございます。あなた方がおいでにならなかったら，

viii

この本は出版することができなかったと思います。感謝の言葉が見つからないほど，心から感謝しています。

　また，この翻訳本の出版を強く後押しをしてくださり企画書に目を通していただき，星和書店にご紹介をいただきました中央大学の富田拓郎先生，周産期メンタルヘルスコンセンサスガイドの文中使用について許可を取るためのアドバイス等をくださりお骨折りいただきました千葉大学社会精神保健教育研究センターの渡邉博幸先生，周産期メンタルヘルス学会が研究会であった時から，多くの示唆やアドバイスをいただき，今回の翻訳の際も用語等のアドバイスをいただきました神戸女子大学の玉木敦子先生，周産期メンタルヘルス心理職勉強会において，いつも海外の情報を教えてくださり，今回も日本にない職種についてアドバイスをいただきました御園生直美さんに深く感謝いたします。

　さらに，ただの主婦で自助グループを立ち上げたばかりの私を，専門家の先生方の研究会にご招待いただき，PSIの日本エリアコーディネーターに推薦いただくなど，長きにわたり，アドバイス等をいただいた周産期メンタルヘルス学会前理事長の岡野禎治先生，ありがとうございます。先生の最初のお誘いがなければ，今の私はいなかったと思います。

　また，周産期メンタルヘルス学会が研究会であったころからさまざまな学びの場を与えてくださった諸先生方，産後うつの自助グループのリーダーの皆様，そして，自助グループリーダーの手本として常に心の支えになってくださった産後うつの自助グループ「種まきの会」のたかいたかこさん，志

半ばでお亡くなりになった旧「エールの会」の加藤恵さんに，心からの感謝を申し上げます。

　そして，この本を翻訳したいと拙い英語のメールを差し上げたとき，もろ手を挙げて称賛しペックにメールをしてくれたウェンディ，あなたの友情は私の力になりました。ありがとう。そして，ペック，ショシャナ。直接会ったこともないどこぞの誰ともわからない遠い東の国日本から，拙い英語でメールを差し上げたにもかかわらず，翻訳本出版をお願いしたとき，ご快諾いただきありがとう。そして，その仲立ちをしてくれたPSIのウェンディに心より感謝します。

　また，私たちの拙い翻訳を，多くの時間と労力を惜しみなく注ぎ，細かな点までチェック等をしていただきました星和書店の近藤達哉さんには，感謝の言葉しかありません。また，本書の内容を理解しやすく包み込むイラストを描いてくださった須藤久美さんをはじめ，本書の出版にご尽力いただきましたすべての皆様に，厚く御礼申し上げます。

　最後になりましたが，私をあたたかく見守ってくれた私の両親，妹，夫の両親，そして私のこれまでの人生にかかわってくださったすべての方々に深く感謝いたします。そして，闘病中の私のそばに常に黙って寄り添ってくれ，寛解後に私が「やりたい」ということを，いつも肯定し応援してくれた，世界一心優しく温かい，私の夫と息子に，改めて心から「ありがとう」と伝えたい。あなたたちは，何にも代えがたい私の大切な宝物です。

2021年10月　宮崎弘美

# 謝辞

Untreed Reads 社の K・D・サリバン氏とジェイ・ハートマン氏に感謝するとともに，本書にご協力いただいたすべての方々にお礼を申し上げます。私たちは，周産期の気分障害や不安障害をよりよく理解し，予防し，治療するために協力してくれる素晴らしい研究仲間に感謝しています。本文中では，彼らの貴重な研究の一部を引用していますが，出典は巻末の「リソース（情報資源）」でご覧いただけます。

ショシャナ・S・ベネット，PhD（DrShosh.com）

ペック・インドマン，PA，EdD，MFT，PMH-C

（PecIndman@yahoo.com）

# 序文

　この本は，産後の精神障害に苦しむ女性，男性，家族と医療従事者にとって，教育の空白を埋めるものです。すべての人にわかりやすくまとまった情報が提供されています。周産期精神医学の臨床活動や研究を行っている私たちは，治療法の定義，母乳育児中の赤ちゃんへの投薬効果の評価，予防的治療の探求など，多くの重要な取り組みを行っています。しかし，たいへん興味深いデータであっても，それを活用するためには，親たちのコミュニティが，十分な情報をもった専門家とつながっていなければなりません。

　献身的で思いやりのある 2 人の女性と，産後の痛みを話してくれたショシャナとヘンリーに，心から感謝します。この本を読んだ無数の人々が，あなた方の痛みから恩恵を受け，それによってつらい記憶が和らぐことを心より願っています。

キャサリン・L・ウィズナー，MD, MS
ノーマン・アンド・ヘレン・アッシャー精神医学・行動科学・産科婦人科学教授／抑うつ障害研究・治療のためのアッシャーセンター所長／ノースウェスタン大学フェインバーグ医学部精神科・行動科学科教授

# はじめに

　産前・産後の気分障害や不安障害は非常に多いものです。米国だけでも，毎年350万人以上の女性が出産しています。周産期（妊娠中から産後1年目まで）のうつ病の発症率は約20％なので，少なくとも70万人の女性が病気になることになるのです。

　一方，妊娠糖尿病の発症率は1～3％，35歳の母親にダウン症児が生まれる確率は3％といわれています。不思議なことに，これらの疾患に対するスクリーニングは通常行われることになっていますが，5人に1人の母親が罹患する周産期精神疾患に対するスクリーニングは行われていません。

　私たちは地域で活動する中で，周産期の気分障害や不安障害の評価と治療のためのシンプルなガイドラインを提供してほしいと何度も言われてきました。母親とそのパートナーは，「なぜこのようなことが自分たちに起こるのか，自分たちには何ができるのか」という疑問を抱いています。このテーマについては，すでに多くの良書や記事があります。私たちの主な目的は，最新の研究や情報を，実用的で使いやすい形にまとめることです。

　この本は，個人に対するカウンセリングやグループサポート，医学的な評価に代わるものではありませんし，包括的な

教科書になることも意図していません。本書は，医療関係者や家族にとって重要な情報を提供します。私たちの意図は，可能な限り，最も本質的で最新の評価，治療，および情報資源を提供することです。巻末には，本書で使用されている用語の定義が記載されています。

ショシャナ・S・ベネット
ペック・インドマン

# イントロダクション

　赤ちゃんを迎えることは，人生の大きな可能性の扉を開くようなものです。何が起こっても不思議ではありません。医療従事者として，私たちはご両親の出産準備を支援するために最善をつくしていますが，一方で，それぞれに個性があり，24時間体制で授乳を行う新生児を家に連れて帰ることは，間違いなく人生の中で大幅な調整（適応）が必要になるのだという現実を，重要なことなのに伝えられなかったりすることがあります。

　母親は出産の経験から回復しなければなりませんが，その間，母親の体はまるでジェットコースターのようなホルモンの激変にみまわれます。睡眠不足になるだけでも，家の中をぼんやり手探りで進むような状態になってしまいます。また，生まれたばかりの赤ちゃんを知っていく一方で，それまでの生活はなくなり，自分の時間が自由にならないことに直面しています。

　このような状況は，周産期のメンタルヘルス問題につながる可能性があるのでしょうか？　答えは「イエス」ですが，絶望することはありません。周産期の気分障害や不安障害は，良い支援を受ければ解消される症状です。女性，パートナー，家族は回復し，自分の人生を十分に楽しむことができます。

本書は，数え切れないほどの医療従事者，親たち，家族が，
周産期の病気の兆候を認識し，苦しんでいる人を助けるのに
役立っている資料です。

　本書には，最新の研究結果が掲載されています。理解しや
すく，実用的で簡潔な説明がなされています。問題をはっき
りと描き出したわかりやすいアプローチで，さまざまな効果
的な解決策が語られています。また，本書は，周産期の病気
にまつわる心の傷や羞恥心をなくすためにも役立ちます。マ
マやパートナー，家族へのサポートやガイダンスは，著者2
人の50年以上にわたる経験に基づいています。

　本書は，専門家にとっても，苦しんでいる本人にとっても，
すぐれたリソースとなります。この本は，私が新米のママや
パパを手助けするのに役立ちました。この本は，私のこれま
での実践の中で，明らかに最高のメンタルヘルスガイドです。
私はこの本の価値を確信しているので，オフィスにこの本を
用意しておいて，必要な人に配っています。

バーバラ・デーン，RN, MS, NP

（「ナース・バーブ」）

# もくじ

# 第1章

# 私たちの物語

　私たちが，今からお伝えする専門的な見解というのは，個人的な体験と，社会的な活動という2つのまったく異なる方向から行き着いたものなのです。

## ［1］ショシャナの物語

　夫のヘンリーと私は第一子の誕生を喜んで待っていました。私たちは素晴らしい結婚生活を送り，子どもを何人ほしいなどと綿密な計画を立てていました。私たちは健全で安定した家庭で育ち，価値観もしっかりしていました。ふたりとも高学歴でキャリアを積んでおり，夫は人事の専門家で，私

は特別学級の教師でした。私は10歳のときに初めてベビーシッターの仕事をしたのを皮切りに，何年も子どもたちにかかわる仕事をしてきました。

　私は，子どもの世話をすることには自信がありました。私の思い描く将来には，いつも自分の子どもたちがいました。私は困難なことでもうまく対処できる自立した人間だと自負していました。夫のヘンリーは5人きょうだいの家庭の出身で，大家族の計画を立てていました。私たちは将来のことをよく考えて計画をいくつも立てていましたし，親になることを心待ちにしていました。

　妊娠中は，身体的にも精神的にも素晴らしい体験でした。両親学級の後，ヘンリーと私は万全の準備ができていると感じました。そこでは，帝王切開の話は軽く一度だけありましたが，妊娠中や出産後に感情のコントロールが困難になる可能性についてはまったく触れられていませんでした。これらのクラスでは，呼吸法と入院時のバッグに何を入れるかについての説明がありました。先生がくれたメモ帳のシートの一番上には「薬は飲まないで下さい」と書かれていました。そしてもちろん，すべての女性が母乳育児を選択することになっていたのです。

　私は5日半の前駆陣痛（本当の陣痛ではありますが，出産はまだ起こらない状態）に耐え，その間，気分不良で眠れない状態が続きました。その後，さらに1日苦しい陣痛が続きました（やはり前駆陣痛）。私の赤ちゃんは横位で逆子であり，この体位が重度の腰痛を引き起こしていました。腹部に大き

なハンマーで殴られたような痛みが襲ってきて，引き続いて背中に襲いかかってきて，私は身悶えしました。ほぼ1週間眠れず，私は文字通り死ぬかもしれないと思いました。

とても不思議なことが起こりました。突然，自分が上から自分自身を見下ろしていて，痛がっている私を見ていることに気がついたのです。当時，私はその奇妙な感覚をなんと表現したらよいかわかりませんでしたが，今ではその体験は「体外離脱体験」と呼ばれることがわかっています。それでもまだ子宮口が開かなかった私は，ついに帝王切開になりました。

私は自分自身をコントロールできているんだ，という幻想は打ち砕かれました。私はプロのダンサーであり，私の体はいつも私が望んだ通りに動いてくれていました。ところがこの悲惨な時間の最中，私が繰り返し描いていた視覚的なイメージは，美しく，完璧で，透明なガラスのボールが何百万個もの破片に激しく爆発するというものでした。それは，私が失いつつあると感じていた自分自身でした。絶望と無力感が，それまでの自己コントロール感や自立感に取って代わりました。私は心的外傷後ストレス障害を患い，その後何年も悩まされました。

私はすぐに，演技するというスキルを身につけ，その後長い間そのスキルを使っていくことになりました。私は，母親としての役割を果たすことで，すぐに喜びと充実感を感じ，赤ちゃんへの感情的な愛着を感じることになるという神話を信じていました。娘のエラナを腕に抱いたとき，私はなんとかすべてのセリフを正確に言うことができました。「ハイ，

ハニー, やっと来てくれたのね, とても嬉しいわ」と。私は
それを感じたくて言いました。内心, 私の心は麻痺状態でした。

　初めての産後健診の予約が近づくにつれ, 私は圧迫感, 恐
怖心, もうダメだという気持ちが強まっていきました。診察
室に向かう間, 私の不安は想像を超えた最高潮に達しました。
運転中だったため, 私は高速道路の路肩に自分の車を寄せま
した。ハンドルを握ったまま, 私は初めてのパニック発作を
経験しました。家に戻り, 電話をして予約の時間に行くこと
ができなかったことを謝罪したとき, 受付の人は, 心配して
いるのではなく, 単に迷惑そうな口調に感じられました。

　私は入院中に赤ちゃんまるまる1人分の体重を失っていま
したが, 産後わずか4カ月で, 40ポンド（約18kg）も太っ
たのでした。産婦人科医とはずっと, 素晴らしい関係を築い
ており, 知的な患者であると思ってくれていると感じていま
した。今では, 手が震えて, 落ち込み, 混乱状態の患者とし
て彼のオフィスに来ており, 私は恥ずかしさでいっぱいでし
た。待合室に座ると, 妊婦や赤ちゃんを抱っこしている母親
に囲まれて, 罪悪感が強まりました。自分は母親になるべき
ではなかったのだとはっきりと確信しました。

　産婦人科医は善意に満ちていましたが, 彼の技術者のよう
な態度は, 私に安心感を与えてはくれませんでした。彼は,
私の体重増加や泣くことをコントロールできないことより
も, 主に帝王切開の切開部のことを考えてくれていました。
私はひどく恥ずかしい気持ちで,「こんな人生になるなら,
もう消えてしまいたい」などと自分の気持ちを告白しました。

椅子にもたれながら彼が笑って「そんなもんですよ。母親ならみな，そんなふうにブルーに感じるものですよ」と言ったときは，ショックで傷つきました。彼は自宅の電話番号を教えてくれ，彼の奥さんに電話することができるようにしてくれました。でも，相談機関などへの紹介はしてくれませんでした。10分間の診察が終わる頃には，私は初めての深刻な自殺願望を経験し始めました。

　私は実際に産婦人科医の奥さんに電話しましたが，彼女は私の問題は赤ちゃんに振り回されているせいだと決め付けました。私はただスケジュール帳に彼女の相談予約を入れなければならなくなりました。私はまた，しぶしぶ新米ママのグループに参加しました。みんなが勧めているので行ってみたのです。それは私が取った最も破壊的な行動の1つでした。嬉しそうに赤ちゃんを抱っこしているお母さんたちでいっぱいの部屋に入ったとき，私は今まで以上に疎外感を感じました。

　このグループで「問題」について話し合うことといったら，どうやって服から粉ミルクの汚れを落とせばよいのかとか，吐いたものを正しく処理する方法，騒がしい赤ちゃんを落ち着かせる方法は何かを考えるということでした。私が不幸せだと感じていることを話すと，居心地の悪い沈黙が訪れました。後で知ったのですが，私の名前はそのグループのベビーシッター登録から削除されていました。私が参加した最初の，そして唯一のグループセッションから帰るとき，私はこれまで以上に無力感と恐怖を感じていました。今，私は史上最悪

の母親であると感じていました。

　もう1つやっかいな問題は母乳育児でした。娘は母乳をよく飲み，なかなか乳首から離れない子でしたが，私は炎症と出血のために痛みに打ちひしがれていました。私は，看護師のアドバイス通りに出産前に乳首の準備をしていた「優秀な」生徒で，乳首を手ぬぐいでこすって丈夫にしていました。私は，ある著名な母乳育児支援団体のリーダーに助けを求めました。

　リーダーの方は，授乳時の痛みを和らげるための方法を教えてくれて，とても助かりましたが，私が半年後には職場復帰し，母乳育児をやめなければならないことを打ち明けると，彼女からの感情的なサポートはすぐに打ち切られました。彼女は突然私から離れてしまったのです。この時点で，私は完全に失敗したように感じ，母乳育児を完全にやめることに決めました。

　家での生活は，怖くて耐えがたいものでした。私は本格的な産後強迫性障害になりました。赤ちゃんを傷つけてしまうのではないかという恐ろしい考えに悩まされていました。家の中のあらゆるものが，罪のない我が子を傷つける可能性があることを想像したのです。うっかり2階の手すりから赤ちゃんを放り出してしまったり，暖炉に落としてしまったり，電子レンジに入れてしまったりするのではないかと心配することはよくありました。この子とふたりきりになることはできませんでした。このような恐ろしい考えは，夫さえも知らず，自分自身でそう思っているのを認めることがやっとのこ

とでした。

　眠れたとしても，目が覚めたときには「今日一日生きていられるだろうか」というまったくのパニック状態に陥っていました。例えば，テレビを見るという単純な行為が，ただでさえ憂鬱な一日をより深い憂鬱へと変えてしまったりするのです。ふわふわの白いドレスを着た母親が，裸の赤ちゃんを抱いてオムツを替え，天使のような微笑みを浮かべて喜んでいるコマーシャルは，私をさらに深みへと追いやります。ちょっとしたことですぐに，自分は普通の母親たちと違うのだと思いました。

　夫が仕事に出かけるときは，「置いていかないで，ひとりではできないわ！」と懇願していました。夫が仕事から戻ってきても，私の様子はまったく同じような状態でした。毎晩，夫が心配そうに窓から覗き込み，誰と誰が泣いているのかと確認していたのを今でも覚えています。もちろん，泣いているのは私だけでした。

　夫のヘンリーは私にイライラしていました。夫の母親は20年間，産後の看護師をしていて，5人の赤ちゃんを産んで，ほんの少しも「憂鬱」になったことがなかったので，彼女はヘンリーに「ショシャナは母親になったんだから。文句を言わずにやってみればいいのよ」というような役に立たない情報を吹き込んでいたのでした。毎晩，私はヘンリーに赤ん坊を投げ渡して，車道に出て，車に飛び乗り，30分ほど座って泣いていたときが，休息のときでした。笑いもなく，ユーモアもなく，友達もなく，何の予定もなかったのです。あっ

たのは絶望だけでした。

　産後の3週間は，私の母が一緒に過ごしてくれました。母は素晴らしいサポートをしてくれましたが，セラピストとしての経験があっても，この深刻な病気の兆候には気づきませんでした。それから1年間，私は下降線をたどり続けました。夫とは，感情的にも肉体的にもつながりをもてませんでした。不眠症と不安感から睡眠不足が続き，味のわからない食事をし，娘との時間を過ごすだけでした。

　私は生き埋めになってどうしても地上に出ていけない気分でした。私は心理学者（精神分析医）に相談しましたが，彼女は私の家族のうつ病や不安症に関する過去のデータを要求したことは一度もありませんでした。彼女がしたのは，私の過去の問題を探ることだけで，実際の問題が見つからなければ，それを作り上げました。最初は祖母のせいにし，次に姉のせいにしました。そして最後に，帝王切開で出産したことが私の症状の原因だと説得しようとしました。私は結局，彼女に会う前よりも「頭がおかしくなった」と感じました。私は二度と専門家には心を開かないと誓いました。娘のエラナが1歳9カ月になったとき，私の不安とうつは大きく改善し始めました。「私は母親になれるかもしれない」と思っている自分に気づきました。出産後初めて髪の毛の手入れができるようになりました。食事も楽しめるようになり，灰色がかっていた景色もカラフルに見えだしました。

　1回目の妊娠と同様に，2回目の妊娠も合併症なく順調に進みました。その頃，私は娘の子育てを楽しんでいたので，

2 人目の子どものことを考えると嬉しくなりました。前駆陣痛が 2 日間続いた後，私は帝王切開を決意しました。しかし，息子のアーロンが生まれた直後から，うつからの解放状態はいきなり打ち消されてしまったのです。一応子育てはできていたのですが，以前のような「自分は無能だ」という気持ちが戻ってきたのです。まだ 3 歳半のエラナにすぐにキレてしまうのです。教師をしていたこともあり，子どもの発達について知っている私は，自分の娘への接し方に対する恥ずかしさと罪悪感で言葉もありませんでした。エラナからしたら，お母さんが「そばにいてくれる」という短い時間が，突然奪われてしまったのです。

　1987 年，アーロンがもうすぐ 1 歳になろうとしていた頃，夫のヘンリーは産後うつ病に関するテレビのドキュメンタリーを見ていて，一緒に見ようと興奮して私を呼びました。その番組では，産後うつの症状や原因，治療法などが紹介されていて，私は目を見張りました。

　番組終了後，私は 1 時間ほど泣き続け，夫と顔を見合わせて「これは私のことだ！」と言いました。私が生きてきた激動の苦しみを，ついに誰かが表現してくれたという安堵感は，全身からおもしが取れたような感覚でした。それと同時に，産後うつは診断と治療が可能であり，治ることもあるという情報をようやく手にしたのです。もしこの症状がそれほど一般的なものであるならば，私たちは一体どこにいたというのでしょう？　そして，なぜ私たち家族は，専門家の助けを借りることもできずに苦しんできたのでしょうか？

　それから私は，世界中のあらゆる文献を読み漁り，産後
の精神的な問題を認識し，治療することにおいて，よその
多くの国々がアメリカよりもはるかに進んでいることを確
信しました。そんな中，サンタバーバラで出会ったのが，
Postpartum Support International（PSI，産後うつの国際的
自助グループ）の創設者であるジェーン・ホニックマンさん
でした。ジェーンは，私がサンフランシスコ・ベイエリアで
自助グループの運営を始められるよう，貴重な情報を惜しみ
なく提供してくれました。

　私はまだうつ状態から完全に回復していませんでしたが，
自分が学んできたことに興奮し，自分の知識をほかの苦しん
でいる人やサバイバーと分かち合いたいと思っていました。
以前参加した新米ママのグループとは対照的に，私のグルー
プは，女性たちが批判を恐れずに，自分のうつ状態や不安に
ついて率直に話し合える安全な場所になるはずです。80 年
代にはまだインターネットはありませんでした。私は 2 枚の
チラシを，1 枚は近所のスーパーに，もう 1 枚は小児科医の
オフィスに掲示しました。反響はすさまじいものでした。北
カリフォルニアのあちこちから電話がかかってきて，遠くは
ハワイからもかかってきました。毎週，私の家のリビングルー
ムには，サポートやガイダンスを求める 6 〜 15 人の女性が
集まってきました。

　私は，産後の病気にも，ほかの精神疾患と同じようなサ
ポート，心理的配慮，医療手段が必要だと確信しました。こ
れが，産後の気分障害や不安障害の研究と治療に専念する

という，私の新たな使命の始まりでした。それ以来，私は臨床心理士になり，地元で組織を設立し，カリフォルニア州の Postpartum Health Alliance（産後の健康を考える会）の会長になり，Postpartum Support International（PSI）の会長にもなりました。本書に続いて 3 冊の本の執筆を依頼され，初の PPD（産後うつ）用アプリを作成し，映画 *Dark Side of The Full Moon* のエグゼクティブ・ディレクターも務めました。ジェーン・ホニックマンと私は，Postpartum Action Institute を共同で設立し，現在運営しています。

　私の自宅のリビングルームで始まったサポートグループは，30 年以上にわたって継続し，活動し続けてきました。講演者，作家，心理学者として，私は喜びをもって自分のライフワークを追求し続けています。

## ［2］ペックの物語

　私は物心ついたときから，女性にまつわる政治的，感情的，社会的な問題に関心をもっていました。1970 年代，私は家庭医の医師助手として訓練を受け，地域に根ざした家庭医のクリニックで何年も働きました。興味の対象はさまざまで，女性クリニック，企業内の従業員健康センター，体力評価センター，体重管理プログラムなどを担当しました。

　私は健康心理学の修士課程に進み，その後，カウンセリングの博士課程に進むことを決め，その過程で Marriage and

Family Therapy（MFT，夫婦・家族療法）のライセンスを取得しました。私のクライアントの多くは医師からの紹介によるもので，特に女性のクライアントの多くは，健康や感情的な豊かさに関する問題を中心に扱っていました。

　ある日，会議の前に医師の待合室で，産後うつについて書かれた，Postpartum Support International（PSI）のパンフレットを見つけました。私は，「これについてもっと知る必要がある」と思い，アドレスを走り書きしました。産後うつについての詳しい情報を得た後，私は非常に複雑な感情を抱きました。悲しみ，激しい怒り，フラストレーション，そして怒りを感じました。何年もトレーニングを受けてきましたが，周産期の気分障害については何も学んでいませんでした。私は，自分が誤診したであろう女性たちのことを思い出しました。なぜ医療従事者は産後うつについて学ばないのだろうか？　この怒りは，私を行動へと駆り立てました。

　私の次女は，不妊症の検査，腹腔鏡検査，流産を経て，排卵誘発剤のおかげで40歳のときに生まれました。私の妊娠期は2回とも順調に進みましたが，2人とも約3,900gの女の子で，帝王切開で出産しました。出産はポジティブな経験でした。上の娘は回復室のロッキングチェアで生まれたばかりの妹を揺らしたりできたし，私の夫，両親，弟がお祝いもしてくれました。私には「憂鬱」な気分がありましたが，切開した傷が治るにつれてそれも消えていきました。

　私の妊娠，出産，そして産後の経験はすべてポジティブなものでした。しかし，周産期の気分障害や不安障害について

知ったときには，さらに怒りがこみ上げてきました。すべての女性は，精神的にも肉体的にも健康な状態で妊娠・出産を迎える権利があるはずです。そして，すべての医療従事者は，妊娠糖尿病やその他の周産期の健康問題と同じように，メンタルヘルスの病気をスクリーニングし，治療するべきだと思います。

私のこれまでの経験は，非常に役に立ちました。組織に入り，本を読み，会議や研修に参加しました。Postpartum Support International（PSI）のジェーン・ホニックマンさんが，イーストベイで産後の問題を展開している女性，ショシャナ・ベネットのことを教えてくれました。私は，自分の進んでいる道は正しいのか確認するために，会いたいと電話しました。それ以来私は Postpartum Support International（PSI）のコーディネーターとして，PSI の教育・トレーニング委員会の委員長を務めています。カリキュラムの作成，全米での講演，トレーニングの提供などを行っています。

全米各地でカリキュラムを作成し，講演やトレーニングを行っているほか，中国の北京や上海，インドネシアのジャカルタ，メキシコシティで基調講演を行う栄誉に浴しています。また，連邦政府や地方自治体の周産期プログラムのコンサルタントとしても活動しています。また，Postpartum Support International（PSI）の教育委員会の一員として，初の教育用 DVD, *Healthy Mom, Happy Family*（巻末の「リソース（情報資源）」を参照）の制作に携わったことを嬉しく思います。最近では，周産期メンタルヘルス・プロバイダー

として国家の認定を受けました。

　この仕事に私は情熱を傾け，個人的にも仕事上でも，これ
ほど大きな意味とやりがいを感じたことはありません。皆様
にもぜひご一緒に，このミッションに参加してくださること
を願っています。


## ［3］ヒロミの物語

　1996年9月，早朝。私は男の子を出産しました。ビック
リするほどの安産で，出産後の最初の一言は「朝ご飯，食べ
られます？」。それほどまでに，余裕の出産。妊娠中は，最
後までつわりがひどかったけれど，産んだ後は，ごはんがお
いしい。仰向けで眠れるようになって，うれしい。これから
の子育てが楽しみ。それが，出産直後の私の姿でした。産ん
だ病院は母乳重視で，私のニーズにぴったりでした。母乳指
導も，いたれりつくせりでした。

　ところが，産後5日目に，息子はおしりに膿腫が発見され，
手術をすることになりました。その日の私の日記は真っ白で，
今思うと，かなりショックを受けていたのではないかと推測
されます。でも，そのときは，私を含め，誰も私の心の不調
の芽生えについて気づいていませんでした。その後，退院し
てからの私の生活は，地獄でした。傷の痛みからか昼夜なく
泣き叫ぶ息子。私は疲れきっていましたが，そのことを誰に
も相談しませんでした。そもそも，私の心身の不調について，

相談する必要があると気づいていませんでした。月日を重ね，私は慢性の寝不足と，腰の痛みと疲れのピークに達していきました。息子の泣き声は私を責める声に聞こえるようになっていました。息子を病気にしてしまったのは私のせいだと思い，毎日息子と一緒に死ぬことばかり考え，涙を流すようになりました。同時に，こうした考えをもっている自分を恥じていたため，夫や親にも，この気持ちは言いませんでした。

　夫も私も土地の人間ではなかったので，知り合いもなく，誰にも相談できず，実家も遠いため手助けを呼ぶこともできませんでした。息子が生後3カ月でアトピー性皮膚炎の診断を受け，1歳で喘息であるといわれ治療が始まったことも，私の心の均衡を崩す大きなきっかけになったように思います。「息子の病気は，すべて私のせい」と思い込み，毎日毎日「一日も早く楽になりたい」「死にたい」と考えていました。一方で，息子がにっこりと笑うと「生きていてよかった」「この子を産んでよかった」と思うこともありました。

　こうした日々を過ごしているうち，とうとう，私は過呼吸の発作をおこして，救急車で運ばれるようになりました。そういうことが続くうち，ついには，「息子と一緒に，死んでしまおう」と毎日思うようになりました。

　ある日のこと。フッと我に帰ると，その手には，一本の包丁が握られていました。でも，なぜ私は自分が包丁を握っているのかがわからない。料理中だったのか，死のうと思ったのか，記憶がまったくないのです。また，テレビのニュースや新聞の日本語が，理解できなくなりました。「私の脳みそ

がおかしくなった」と，自分が怖くなりました。

　結局，私は入院治療をすることになりました。しかしながら，精神科への入院は，周囲の精神疾患への偏見もあるため，主治医の配慮の元，そのとき同時に患っていた卵巣嚢腫の治療の名目で，手術後に精神科の病棟へ転院という形にすることになりました。このことが決まり，入院したとき，私は心からホッとしました。「これで楽になれる」「これで，危険な私を息子から遠ざけることができる」と。

　今なら絶対考えられないことです。しかしながら，私の心身のバランスは，周囲と隔絶した世界で安堵するという，極限まで崩れていました。

　精神科病棟には2カ月間入院しました。同じ境遇の人ばかりの病棟は，とても心安らぐ「居場所」でした。周りの人が，今の私の状況をよくわかってくれる。これは，とても重要なことでした。入院中の人たちは，それぞれどういう言葉がつらいのか，よくわかっていました。どんなとき，放っておいてほしいのかも，よくわかっていました。そして何よりよかったのは，みんな自分のことだけで精一杯だったということです。だから，周りの人に，必要以上に干渉しない（できない）のです。これは，私にとって，とても救いでした。病院の中のことですから，食事時間や，昼寝の時間，そして朝の運動・散歩の時間は決まっていました。この規則性も，私の状態を安定させることに，貢献したように思います。

　ただ，闘病期間の記憶は，今でも曖昧です。その当時までの息子の様子も思い出せません。その後，快癒し社会復帰し

ましたが，今でも，大きな喪失感として，私の心にのしかかっています。この喪失感と罪悪感（子どもの面倒を見ることができなかった）は一生消えないでしょう。

　また，最近まで，産後うつ関連の記事やテレビなどを見るのが苦痛でした。このことを知り合いの臨床心理士の方に聞いてみたところ，「心的外傷後ストレス障害（PTSD）」の一種だと言われました。このように，闘病時期の体験は，記憶を封印してしまいたいほどの，強烈な経験だったようです。私のように闘病中の記憶がスッポリ消えてしまっている，という話は，自助グループの仲間内で，よく聞く話です。それほどまでに，たいへんな体験を，私をはじめ，闘病中の人は経験しています。

　2004 年，私はインターネット上で自助グループを作りました。同時期に，周産期メンタルヘルス研究会（現：日本周産期メンタルヘルス学会）に参加し，産後うつについて最新の情報を学ぶようになりました。2011 年には，臨床心理士養成の大学院を卒業し，臨床心理士となりました。2019 年には，公認心理師となりました。この間，東日本大震災等，いろいろな心揺さぶられる体験をしましたが，精神状態を大きく損なうことなく，さらに保育士の資格も得て，寛解の状態は継続しています。

　私は，私と夫そして息子が体験した，この苦しくつらい体験をする人が，ひとりでも少なくなってほしいと願って過ごしてきました。そして，産後うつで苦しんでいる人の声が，専門家やサポートをしてくださる方へ，正しく届いてほしい

と願ってきました。そして，産後うつの回復への正しい情報が，1人でも多くの闘病中のかたの手元に届くことを願ってきました。そうした私や家族の願いを，本書がかなえてくれていると感じています。この本の翻訳版が出ることによって，ひとりでも多くの方が，回復への道を歩み始められることを，心から願っています。


## ［4］アサコの物語

　周産期というのは，さまざまなライフイベントがあり，それは時に困難なものとなることがあります。日本では，離婚全体の約38％が周産期に起こるというデータがあります（厚生労働省平成28年現在）。

　私が離婚を経験したのは，周産期を過ぎたもっと後のことですが，周産期には，それに近い体験をしました。

　私が，元パートナーとの関係が終わることを意識したのは，子どもができたと同時期からのことでした。

　子どもができたその時に，彼と私の間に価値観の決定的な違いがあることがわかったのです。

　それでも私たちは結婚するという選択をしました。私が結婚を選んだのは，子どもにとって父親が必要だろうという気持ちからでした。

　新婚生活はまったくうまくいかず，私はマリッジブルーとマタニティブルーを両方体験していました。赤ちゃんを授

かったことはとても嬉しいことだけれども，一方で結婚生活は苦しいという両極端な意識を行き来していました。このような日常を送っているうちに，意識がバラバラになるような感覚になり，さっきこうしようと思っていたことが，今はなぜそうしようと思ったか理解できないなど，私という人間の中に，たくさんの人間が一度に存在しているようになっていきました。

　日常生活で言うと，何をどこにしまっておいたかわからなくなることが頻繁に起こり，いつも行くスーパーからの帰り道を迷ってしまったりしていました。料理をしても，サイドメニュー，メインディッシュ，スープが全てにんじんだけ，ブロッコリーだけなど一種類の野菜だけになることがよくありました。人とのコミュニケーションも行き違いが増え，トラブルが多くなっていきました。何をするにしてもうまくいかず，頭が混乱して泣いてばかりいました。

　また，「うまくやろう」とする気持ちが人一倍強かった自分自身が，母親としてきちんとできていないのではないかと焦り，また絶望し，気力を失っていきました。夜は悪夢を見て，真夜中に目が覚めることが増え，しっかり眠ることができませんでした。

　赤ちゃんが産まれると，夜泣きで夜起きる回数は必然的に増え，さらに睡眠不足になり，意識が朦朧として，泣いている赤ちゃんと一緒に泣くことが増えました。一晩中赤ちゃんと一緒に泣いて，お日様が昇るのをぼーっと見ていました。エネルギーがなくなり，白か黒か，今日赤ちゃんに着せる服

も何をどう選んでよいかの選択ができなくなっていきました。自分でもおかしいと思いながらも，このような状況を誰にどう説明してよいかわかりませんでした。

　赤ちゃん訪問に来た保健師さんにも，「今辛いんです」ということを打ち明けることすら思いつかず，部屋を完璧に綺麗にして，ニコニコの仮面を付けて「私はちゃんとやっているお母さんですよ」と言わんばかりでした。本当は早くここから助け出してほしいと思っていましたが，おくびにも出せませんでした。人に助けを求めることは，「迷惑をかけるだけだ」と思っていましたし，「あなたはちゃんとやっていないお母さんだ」と言われるのではないかと勝手に思い込んで恐怖を感じていました。

　このような状態に限界を感じ，私は初めて心理カウンセラーに援助を求めました。カウンセリングをして，誰からも理解してもらえないと思っていた特殊な心の状態を理解してもらうことで，少しずつ，他者を信用できるようになっていきました。閉じられていた自分の心が他者に開かれることで，「子育てを他人に頼れる母親」になっていきました。少しずつ，周囲に助けを求めたり，頼ったりすることに罪悪感や情けなさを感じないようになりました。

　また，不適切な家族関係は，家族のメンバーを誰一人幸せにしないことを悟った私は，当時のパートナーとは関係を解消しました。

　周産期のことは，長い間トラウマになり，思い出すと気分が動揺して涙でいっぱいになったため，これについてのカウ

ンセリングにも取り組みました。

　このような経験を乗り越えて，私は心理学を勉強し，妊産婦さんたちのためのカウンセリング施設「妊産婦心理カウンセリング室」を立ち上げることにしました。

　そこでは，周産期に大変な思いをしている妊産婦さんやその家族の方々を応援したり，また周産期支援に携わる人たちと一緒に支援のあり方を模索したりしています。

　そのようななか，本書監修の宮崎さんと出会い，この本を紹介されました。周産期の苦しいあの時，この本に出会っていたらと思います。せめて，今苦しんでいる妊産婦さん，お母さんたちに届けたい想いで翻訳しました。この本が，皆様の応援になるように祈っております。

# 第 2 章

# 周産期精神疾患

　本書で使用する単語や用語の一部は医学用語を使用しています。巻末の付録でこれらの用語の意味を明確にして説明しています。

　周産期気分および不安障害（PMAD）は，妊娠中および産後 1 年の間に発生します。「出産前」「妊娠中」および「分娩後」または「出産後（産後）」という用語は，時期をより具体的に説明するために用いられます。これらの気分および不安障害は主に，ホルモンの変化が起こり，神経伝達物質と呼ばれる脳の化学物質に影響を与えるために起こります。遺伝学だけでなく，人生のストレス要因である，引っ越し・病気・パートナーのサポートがほとんどない・経済的問題・社会的孤立なども重要であり，精神状態に悪影響を及ぼす可能

性があります。

　周産期の喪失や不妊の問題を経験した親や，養子縁組をした親も，メンタルヘルスの問題を経験するリスクが高くなります。LGBTQ [1] の親も，差別と社会的サポートが少ないことから，PMAD を発症するリスクが高くなります。リスク要因を理解して対応することで，危機を軽減できます。感情的，社会的，肉体的な力強いサポートが回復を助けます。

　PMAD は，赤ちゃんが生まれる場所なら，どこでも発生します。産後うつ病の国際的な発生率を調査した大規模な研究（Norhayati, 2014）では，途上国の女性の 1.9％〜 82％，先進国の 5.2％〜 74％が PMAD に苦しんでいることがわかりました。

　周産期の気分障害と不安障害は，ホルモンが上下するため，周産期以外の時期に経験するほかの気分障害や不安障害とはまったく異なります。 PMAD の女性は，自分がいつどのように感じるかを予測できないため，コントロールを失っているように感じることがよくあります。例えば，午前 8 時には不安だったのが，午前 10 時にはほぼ正常に感じていて，午前 10 時 30 分には落ち込んでしまうなどです。

───────────

1 ）L はレズビアン（性自認が女性で，女性を愛する人），G はゲイ（性自認が男性で，男性を愛する人），B はバイセクシャル（性自認にかかわらず，男性も女性も愛せる人），T はトランスジェンダー（身体的性別と性自認が一致していない人）を指します。この LGBT の後ろに Q をつける場合，Q には 2 つの意味があります。「クエスチョニング」，自分の性別がわからない人，意図的に決めていない人，模索中の人など，または「クィア」，男か女か，同性愛者か異性愛者かといった枠組み自体にとらわれない在り方をする人です。

　うつ病の既往歴があるクライアントは，周産期うつ病とは，人生のほかの時期のうつ病とは非常に異なる（そしてたいていははるかに悪い）と感じている，と私たちに話しています。（カウンセラーである）ショシャナがかかわった産後クライアントの1人に，乳がんのサバイバーがいます。サポートグループの中で，彼女はわかりやすく説明してくれました。

　　ガンになったとき，それが起こりうる最悪の体験だと思っていました。でも，この考えは間違っていました。ガンのときは，助けを求め，助けてもらえばよいと思えました。友人や家族が私を取り囲み，食事の支度をしてくれ，家を掃除してくれて，心からのサポートをたくさん受けました。しかしながら，産後うつ病の間，私は助けを求めることに罪悪感を感じ，うつ病になったことを恥ずかしく感じていました。誰もが私は幸せだと思っていると期待し，この病気がガンと同じくらい深刻な問題であると思ってはくれません。

　これらの症状を経験した女性は，声を上げ，適切なケアを受けられるよう粘り強く取り組む必要があります。これまで，これらの病気は軽視され，さらには退けられてきました。研究では，周産期の気分と不安障害について，母親，赤ちゃん，そして家族全員の健康と福祉の視点から治療することがいかに重要であるかが示されています。

　2017 年に，アメリカ産科婦人科学会（American College of Obstetricians and Gynecologists；ACOG）は，これらの病気の深刻さを指摘しました。「周産期の気分と不安障害は，生殖年齢の女性が経験する最もよくある精神状態の１つです。治療をしないままにすると，周産期の気分と不安障害は，女性と子どもに深刻な悪影響を与える可能性があります。悪影響とは，適切な医療を受けようとしないリスクの増加，病状の悪化，対人的および経済的リソースの喪失，喫煙と薬物使用，自殺および幼児殺害などです」（Kendig, 2017）。


## ［１］周産期気分および不安障害

　6つの主要な周産期気分および不安障害があります。

- うつ病
- 双極 I 型障害，双極 II 型障害（双極性スペクトラム障害とも呼ばれる）
- サイコシス（精神病性障害）
- 強迫性障害（OCD）
- パニック障害
- 外傷後ストレス障害（PTSD）

　この章では，これらの障害について，よく見られる症状，そして危険因子について説明します。症状とその重症度は，

病気の過程で変化する可能性があることに注意しましょう。また、「本人の既往歴または家族歴」が高い危険因子として挙げられている場合は，親族が適切に診断されていなかったり，治療されてこなかったりした状態であることがよくあることを気に留めておいてください。

## ［2］妊娠期の精神医学的問題

　よく言われるのとは異なり，妊娠期間は必ずしも幸せで輝いているとは限りません。妊娠中の女性は，うつ病，双極性障害，不安とパニック，心的外傷後ストレス障害，強迫性障害，さらにはサイコシス（精神病性障害）を経験することがあります。これは，妊娠以前の病気の再発であることも，新たに発症することもあります。妊娠中の女性の約15%～23%がうつ状態を経験しています（Wisner, 2013）。この割合はティーンエイジャーと貧困女性でさらに高くなっています。

　アメリカで行われた初産の母親1万人の研究では，産後1年の間に，5人に1人の女性が産後うつ病を発症したことが明らかになりました。これらの女性のうち，26.5%は妊娠前にうつ病の病歴があり，33.4%が妊娠中に初めてうつ病を発症し，40.1%が産後うつ病を初めてのうつ病として発症しました（Wisner, 2013）。

　妊娠中によくある症状の多くがうつ状態の症状に非常に類似していることから，混乱する可能性があります。妊娠中

によくある反応としてこれらの症状を無視したり，取り上げなかったりするのは簡単です。症状が正常範囲を超えていれば，その症状を評価して治療することが重要です。以下の表で，妊娠によって起こる症状か，うつ状態によるものかを判断するためのガイドラインを示します。

| 妊娠による症状 | うつ状態 |
|---|---|
| 気分のアップダウンがあり，涙が出る | 気分はほとんど落ち込んでおり，悲観的で，絶望的 |
| 自尊心に変化なし | 低い自尊心，罪悪感 |
| 眠れる，身体的な問題（排尿，胸やけ）での覚醒，再度入眠可能 | 入眠困難，早朝覚醒，再度入眠が困難 |
| 疲れやすい，休めばすっきりして元気が出る | 休息しても疲労感が残る |
| 楽しみ，喜び，期待を感じている | 喜びや楽しみの欠如 |
| 食欲が増す | 食欲が落ちる |

## ［3］妊娠中のうつ状態と不安について

　気分障害や不安障害の症状により日常生活が困難になる場合は，治療が必要です。治療は，カウンセリングと薬物療

法を行う場合と，ヨガや鍼治療などを行う場合，またはそれらの組み合わせの場合もあります。重要なのは，最もあなたに効果のあるものを使用することであり，それによってあなたが再び自分を取り戻すことなのです。妊娠中のうつ状態は，妊婦検診の受診が減る，低出生体重（約2,500g未満），早産（37週未満）と関連しています。妊娠中の重度の不安は，成長中の胎児に害を及ぼす可能性があります。ストレス中に放出されるホルモンであるコルチゾールが胎盤の血管の収縮を引き起こすことがその原因の1つです。PMADが妊娠中に治療されていない場合，妊婦が薬物を乱用することもありますが，これは誰（本人，胎児，家族など）にとっても健康を害する行為です。

　うつ状態，不安症，その他のメンタルヘルスの問題のために薬を服用している期間に，妊娠する女性もいます。これらの薬の多くは，妊娠中も使用できると見なされており，女性の健康を保つために必要であれば，服用が推奨されます（Janecka, 2018；Andrade, 2018）。例えば，重度の注意欠如多動性障害（ADHD）に処方される薬に，メチルフェニデート（リタリン，コンサータ）とアンフェタミン（addrerall，本邦未発売）があります。これらの薬は先天性欠損症のリスクを高めません（Huybrechts, 2018）。妊娠中の投薬の安全性に関する現在の研究に精通している医療関係者を探してください。すべての医療提供者が妊娠中の気分や不安の問題の治療について知っていたり，最新の情報をもっていたりするものだと思わないでください。（第3章「[1] セラピストや主治医を

探す」を参照)。

　妊娠前に投薬を中止した女性の大うつ病性障害（MDD）が再発する可能性は50％から75％の間です (Cohen, 2006)。言い換えれば，妊娠しようとする前に薬の服用をやめた女性のほんの25％〜50％だけが良い状態のまま過ごしたということです。受胎時または妊娠初期に投薬を中止した人のMDDの再発率は75％であり，妊娠初期に60％もが再発します。これは，妊娠がわかって投薬を中止した女性のほとんどが，妊娠初期に再発したことを意味します。ある研究では，妊娠中に投薬を中止した女性の42％が妊娠中のある時点で投薬を再開しました (Cohen, 2004)。巻末の「リソース（情報資源）」に，薬物の使用に関する有用なガイドライン[2]を挙げていますので，ご参照ください。

## ●うつ症状と不安の症状

- 悲しい気分
- イライラ
- 喜びや楽しみの欠如，未来を楽しみにしていない
- 罪悪感
- 過度の心配や恐れ
- 社会的ひきこもり
- 食欲および睡眠の障害

---

2）日本での薬物の使用に関する有用なガイドラインとして，国立成育医療研究センター「妊娠と薬情報センター」（https://www.ncchd.go.jp/kusuri/）があります。

## ●危険因子

- 本人や家族にメンタルヘルス上の問題の履歴がある（診断されている，いないにかかわらず）
- サポート不足
- 精神科の薬をやめている
- 虐待，家庭内暴力（DV）の履歴
- 流産の経験

### ［ステイシーの物語］

　私はずっとお母さんになりたいと思っていました。私は 4 人きょうだいの最年長で，下の子たちの面倒をみてきました。私たちはみな，言葉による虐待を受けていて，私は高校生のときと 20 代のときにうつ病の治療を受けました。妊娠したらすぐに薬をやめました。たいへんひどい妊娠で，非常に落ち込んでしまいました。私は十分に食べることができず，赤ちゃんのための買い物をする気にもなれなかったし，お母さんになるということで自分が感じるはずだと思っていた喜びや興奮も感じなかったのです。私は，良いお母さんにはなれないのだと思い，大きな間違いをしたような気がしていました。

　結局，産後うつ病と診断され，私は薬物療法を再開しました。私は気分が良くなり，赤ちゃんのための買い物をし，そして最も重要なことですが，赤ちゃ

んとの生活を楽しむようになりました。私はもう一度妊娠したいと思ったときに，妊娠中の薬物療法に関連する問題について訓練を受けた精神科医に相談しました。

　私たちは一緒に，薬を服用することのリスクについて話し合いました。私が薬を飲んだ場合と，飲まずに再びうつ状態になった場合について，私と妊娠している赤ん坊，先に生まれた娘にとってのリスクを比較しました。そして，妊娠中も薬の服用を続けることにしました。2回目の妊娠はかなり違いました。私は自分の中で成長している赤ちゃんと本当に絆をもち，生まれた後は息子（そしてその姉である娘）との生活を楽しむことができました。初めての妊娠のときにも，このように満喫できたらよかったのにと本当に思っています。


## ［4］出産後の「ベビーブルース」は　　障害（疾患）ではない

　ベビーブルースという用語は，出産後の最初の2週間に発生する穏やかな気分の変動を指して使用されます。これは，大多数の母親が経験するため，障害とは見なされません。
　ベビーブルースとは次のようなものです。

- 母親の約8割に発生する。

- 通常，産後第 1 週に始まる。
- 産後 3 週間以内に過ぎ去る。

## ●症状

- 怒りっぽい，不機嫌，イライラ感，むら気
- 泣く
- 悲しみを感じる
- 心配する
- 集中力の欠如
- 物忘れ
- 依存感

## ●原因

- ホルモンの急激な変化
- 出産による心身のストレス
- 身体的不快感
- 妊娠・出産時の情緒的落ち込み
- 責任の増大に対する気づきと恐れ
- 疲労と睡眠不足
- 出産，パートナーからのサポート，日々の育児，赤ちゃんなどへの失望感

## ［デボラの物語］

赤ちゃんが生まれてから約 1 週間半，私はまった

く理由もなく泣きました。特に息子と一緒に夜に起きているときは、ときどき参ってしまいました。一度は、子どもをもつこと自体が大きな間違いだった、とさえ思っていました。夫の人生はほとんど変わらず、私の人生はひっくり返されてしまったように感じ、夫に対する憤りを感じました。2週間でマザーズクラブ[3)] に通い始めると、ほかのママも同じように感じているのだと知り、安心しました。

### 【デボラの治療】

デボラは一般的な産後の環境調整をしていたので、いかなる治療も必要としませんでした。新しい生活を楽しむために彼女が必要としたのは、ほかの母親との付き合い、より多くの睡眠、自分のケアをする時間、そして、子どもの世話と家事について夫と分担する計画を立てることなどでした。

## ［5］産後のうつ状態と不安について

ここでは、女性が出産してから1年目に発生するうつ状態と不安について説明します。うつ病の発症は通常ゆっくりと起こるものですが、急速に始まることもあり、また産後1年

---

3) 日本でいう育児サークルやママサークルのようなもの。

の間のいつでも始まることがあります。養子縁組をする親に
とっては，その最初の年は赤ちゃんが家に来たときから始ま
ります。養子縁組のプロセス自体，赤ちゃんが家族に加わる
前でさえ，しばしばストレスと不安を生み出します。

## ●起こるかもしれない症状

- 過度の心配や恐れ
- イライラまたは短気
- 気持ちが圧倒され，自分ひとりではどうにもできない
  という気持ち
- 意思決定が困難になる
- 悲しみ
- 絶望
- 罪悪感
- 睡眠障害（入眠困難，中途覚醒，もしくは睡眠不足）
- 疲労感または消耗感
- 明らかな身体的原因のない，精神的なものからくる身
  体症状または訴え
- 赤ちゃんを取り巻く人々や環境への不快感や，赤ちゃ
  んに対する感情の欠如
- 注意力と集中力の欠如（約束を忘れるなど）
- 興味や喜びの喪失，性欲の低下
- 食欲の変化，著しい体重減少または増加

## ●危険因子

- 過去に産後うつ状態／不安症があった場合，50％〜80％のリスクがある

- 妊娠中のうつ状態や不安症

- うつ状態や不安の既往歴または家族歴

- 急な断乳

- 周産期の喪失（流産，中絶，死産，乳幼児突然死症候群，その他の赤ちゃんの喪失体験）

- 社会的孤立またサポートの不足

- 月経前症候群（PMS）または月経前不快気分障害（PMDD）の既往歴

- 避妊薬や不妊治療薬を服用している間のネガティブな気分の変動

- 甲状腺機能障害

- 精神科の薬の中断

### ［ローリの物語］

　私は女の赤ちゃんができて，とても興奮していました。私の妊娠体験は順調でした。私は「マタニティブルース」について警告されてはいましたが，涙や悲しみをふり払うことはできず，毎日ますます落ち込みはひどくなるようでした。しかし私は食欲がまったくなかったのですが，母乳のために無理に食べていました。私は最初の１カ月で約13kg体重が減って

しまいました。

　夜は眠れませんでした。夫と赤ちゃんは眠っていましたが，心配ごとなどが次から次へと私の頭を通り抜けていきました。私は，疲れきっていきました。まるで私の脳がどこかへさらわれていってしまっているような気がしました。意思決定や，集中することができなくなり，赤ちゃんとふたりきりになりたくないと思いました。

　私は，逃げ出したいと思いました。友人付き合いをせず，電話やメールに返事を返すことができていないことに罪悪感を感じました。なぜ，そんなに気分が悪いのか理解できませんでした。私にはものすごく協力的な夫がおり，すてきな家があり，そしてずっとほしいと思っていたかわいい赤ちゃんがいたのに。私は，ときには赤ちゃんをとてもかわいく感じることもありましたが，ときには赤ちゃんが誰かほかの人の子どもなのではないかと思うこともありました。私は自分が，地球上で最悪の母で妻だと思いました。

### [ローリの治療]

　ローリは精神療法を始めることにしました。精神科医によって睡眠薬を処方され，そしてうつ病のための経頭蓋磁気刺激（TMS）も始めました。　毎日のTMSセッションを始めて4週間で，うつ病は解消し

ました。 彼女は自分のケアをするために定期的に休憩を取ることにし，食欲が回復するまでは小分けにして数時間おきに食べ，そして医薬品のオメガ３サプリメントの服用も始めました。 彼女は産後うつ病サポートグループに参加し始め，同じような体験をしたほかの母親たちに会いました。 数カ月後，彼女は自分を取り戻しました。

## ［6］強迫性障害（OCD）について

　新しく母親になった人の最大 11％が OCD になります (Miller, 2013)。そのうち, 38％以上はうつ病にもなっています。

### ●起こるかもしれない症状

- 煩わしく，繰り返し起こる，しつこい考えやイメージ
- しばしば赤ん坊を傷つけたり，殺すことについて考えやイメージが浮かぶ
- そうした考えやイメージに対する恐怖の感覚と嫌悪感
- 不安を軽減するための行動が伴った思考（例えばナイフを隠したり，高所を避けたりする）
- カウントをする（おむつの数を数える），チェックをする（赤ちゃんの呼吸の確認），掃除，その他の反復行動
- 細菌への恐怖
- 自分や赤ちゃんについての健康への不安

●**危険因子**

- 強迫性障害の既往歴または家族歴（診断されている，
  いないにかかわらず）

## ［ターニャの物語］

　私は，バルコニーに近づくたびに，部屋に入ってド
アを閉めるまで，赤ちゃんをしっかりと抱きしめて
いました。そうしてやっと，私は，ベランダの端か
ら赤ちゃんを落とさずに済み，赤ちゃんが無事なの
だと理解することができたのです。また，私は流血
のシーンを思い描いて，怖がっていました。キッチ
ンでステーキナイフを手に取る瞬間が引き金となっ
て，赤ちゃんを刺すイメージが思い起こされたので，
夫にナイフを隠すように頼みました。そのほかには，
溺死させるのではないかと心配して，ひとりで赤ちゃ
んを入浴させたことはありませんでした。

　私は自分が息子を本当に傷つけるとは思っていま
せんでしたが，ふたりきりになるようなことはしま
せんでした。いきなりぷつんと切れて，これらの恐
ろしい行為を実行するのではないか，と恐れました。
私の赤ちゃんが病気になったとしたら，それはすべ
て私のせいだと思い，細菌が確実にいなくなるよう
に，きれいにきれいに掃除しました。私はもともと
気をつけているほうでしたが，窓やドアにちゃんと

鍵がかかっているかを毎日何回も何回もチェックしてしまいました。

## [ターニャの治療]

ターニャと個別面接を2回行った後,セラピストは,次のセッションに夫にも来てもらうよう提案しました。 ターニャにとっては,自分が「狂っている」わけではなく,本当に赤ちゃんに害を及ぼすわけではないと夫はわかっている,という安心感が必要でした。夫にいちいち具体的に伝えることは重要ではなかったので,ターニャはそれらをまとめて「怖い考え」と呼びました。こうしたレクチャーを受けた後,夫は,彼女が「一日中神経質だ」といらだつことはなくなっていきました。

ターニャは抗うつ薬を服用し始め,すぐに恐ろしい考えは,あまり頻繁には起こらなくなりました。彼女は医薬品のオメガ3サプリメントの服用を開始し,食欲が回復するまでの間は数時間ごとに,栄養のある食べ物を少しずつ摂ったり飲んだりしました。セラピストは,ほかの人の不安を聞いて傷つくと感じることがほとんどなくなるまで,サポートグループに加わるのをさらに数週間待つことを勧めました。その間に彼女は,出産後のOCDから回復した,何人かの女性の名前と連絡先を教えてもらうことにしました。

## ［7］パニック障害

　不安障害は妊婦の約 15.8 ％，初産では出産後の約 17 ％に発生しています（Fairbrother, 2016）。

### ●起こるかもしれない症状

- 強い不安感
- 息切れ，胸の痛み，窒息しそうな気がする，息が詰まる，めまい
- ほてりや冷感，震え，急な動悸，しびれ感，チクチクする感覚
- じっとしていられない，焦燥感，イライラ
- パニック発作に見舞われている最中は，気が狂うのではないか，死んでしまうのではないか，自分で自分をコントロールできなくなるのではないか，と恐怖を感じる
- パニック発作による睡眠からの覚醒
- きっかけがわからないのに，パニックになっている
- 過度の心配や恐れ（パニック発作がまた起こるかもしれないという恐怖）

### ●危険因子

- 不安またはパニック障害の既往歴または家族歴（診断されている，いないにかかわらず）

42

• 甲状腺機能障害

## [クリスの物語]

　私は，産後約3週間の頃，小児科医の予約を除いては，外出するのをやめました。買い物中にパニック発作を起こすのではないか，赤ちゃんの世話ができなくなるのではないかと心配だったからです。その波がいつ私を襲ってきていつ自分を見失ってしまうかわかりませんでした。窓はいつも開けていないと心配で，そうしないと，パニックに襲われたときに窒息するのではないかと思っていました。

　初めてパニック発作を起こしたとき，私は，大きな心臓発作を起こしている，と思いました。友人が車で救急外来に連れて行ってくれましたが，当直医は，それはただのストレスだと言いました。医師は薬を処方してくれましたが，薬があまりに怖かったので，飲むことができませんでした。私は何でもないことに大騒ぎしたみたいで，ばかばかしいと感じながら，家に帰りました。

　母乳で育てるとリラックスできると誰もが言いましたが，私には逆でした。赤ちゃんがどれくらいの量のお乳を飲んでいるのかがわからないので，本当に不安になりました。お乳の量が減ると，パニック発作に襲われることがありました。私が最初に会っ

たセラピストは，母親との愛着に問題があったに違いないと言いました。が，私はそれが真実ではないと知っていましたので，そのセラピストのもとを再び訪れることはありませんでした。毎晩のように，汗をかき，速く激しい動悸で目を覚ましました。私が死んだら，誰が赤ん坊の世話をするのだろうという心配が，頭の中をぐるぐる回っていました。自分は気が狂ったのだと思いました。とても怖かったです。

## ［クリスの治療］

クリスは外に出ることができないと感じていたので，最初のアセスメントを電話で受けました。車を運転していく，特にトンネルや橋の上などを通ることは，怖すぎてできませんでした。次のセッションには夫が車で連れて行ってくれましたが，それらの障害を回避するルートで行きました。クリスは診察中，すぐ外に出て空気が吸えるように，ドアの近くに座らなければなりませんでした。ストレスマネジメントクラスに通い始めるとともに，医療的な検査も併行して行いました。セラピストは，毎晩，少なくとも夜の半分は寝るように勧めました。クリスの夫は，夜の前半に赤ちゃんの世話をすることにしました。クリスは，睡眠によってストレスレベルが下がったことにすぐ気づきました。ベビーマッサージの教室に参加しましたが，これも役に立ちました。

## ［8］精神病性障害

　精神病性障害（サイコシス）は人が現実との接触を失う深刻な病気です。周産期の女性1,000人あたり1〜2人に発生します（Sit, 2007）。

　発症は通常，女性が出産してから最初の2週間以内です。産後精神病性障害では，自殺が5％と幼児殺害が4％あります（Brockington, 2017）。

### ●起こるかもしれない症状

- 幻聴，幻視，人が感じないことを感じる（例えば，神の声や悪魔の声を聞いたり，テレビから「秘密のメッセージ」を受け取ったりする）
- 妄想的思考（例えば，子どもが死ぬのではないか，出産の否認，あるいは赤ん坊を殺すのではないかという思考など）
- 躁状態
- 周囲が理解できない意味不明なことを言う
- 錯乱
- 憤怒，爆発的な激しい怒り
- パラノイア（他人が常に自分を批判しているという妄想など）
- 激しい症状の変化（1分前に普通に過ごすことができていても，次の1分間には声が聞こえている，など）

## ●危険因子

- 精神病性障害または双極性障害の既往歴または家族歴（リスクが40%〜50%高くなる）
- 統合失調症（診断されている，いないにかかわらず）
- 過去の産後の精神病性障害または双極性障害のエピソード
- ホルモンの変化，産科的合併症，睡眠不足，環境ストレスの増加

### ［マイクの物語］

　妻のグロリアは，大変な妊娠と出産の苦しみを経験しました。私たちは最初の子どもとなる息子を迎えて感激しました。しかし，息子が誕生して数日のうちに，妻は自分の世界に引きこもってしまいました。どんどんコミュニケーションがとりにくくなり，ますます混乱し，疑い深くなっていきました。妻をセラピストのオフィスに抱えて連れて行かなければなりませんでした。その頃には，彼女は，話したり質問に答えたりすることができず，セラピストに渡された質問用紙に名前を書くこともできませんでした。セラピストから，すぐに病院に連れて行くように言われました。

　病院に着いたとき，妻は恐怖におそれ，その後，暴力的になりました。結局は拘束されました。幸い

にも，約1週間後に帰宅できました。その後も改善
し続けました。

　時とともに，医師の指導の下で，グロリアは薬を
飲まなくてもいられるようになりました。

　私たちはずっと子どもを2人ほしいと思っていま
したので，セラピストと精神科医に相談しました。
綿密な計画を立てることで,2人目の子どもが生まれ,
その体験は1人目のときとは大きく異なるものとな
りました。

### [グロリアの治療]

　退院した後，グロリアは治療を続け，精神科医は
投薬を注意深く監視し，見守りました。そして彼女
は自分に起こったことを理解し，対処するために行
動しました。最終的に彼女は,産後オンラインサポー
トグループに参加しました。また，そのグループの
リーダーは,グロリアの家の近くにいる「経験者」で,
同じような人をサポートしたいと思っている女性た
ちの名前と電話番号を教えてくれました。


## ［9］外傷後ストレス障害

　PTSD（外傷後ストレス障害）は，性的虐待や暴行，トラ
ウマティックな出産などの生命にかかわる出来事，または損

傷を引き起こす出来事の後に発生する可能性があります。それは出産女性の最大 6 ％で発生します。赤ちゃんが集中治療室に入っている親では，この割合が高くなります（最大30 ％）。 Beck によると，母親の 34 ％は陣痛と出産の経験をトラウマとして認識しており，最大 9 ％が PTSD の診断を受けるのに十分な症状を示していました（Beck, 2011）。

## ●起こるかもしれない症状

- 繰り返す悪夢
- 極度の不安
- 過去のトラウマ的出来事（性的，肉体的，感情的な出来事，出産など）の想起

## ●危険因子

- 過去のトラウマ的出来事
- 心的外傷体験
- 妊娠・出産に伴う重度の身体合併症・損傷
- 新生児集中治療室（NICU）に赤ちゃんが収容された

### ［ジェニファーの物語］

　それは，分娩の間に，洪水のように襲ってきたのです。私は恐怖と弱さを感じました。 私はずっと，子どもの頃受けた虐待のことはもう折り合いをつけたと思っていました。いまやその長年の治療は時間

とお金の無駄だったように思えました。分娩中にコントロールを失うことがとても怖かったのです。子どもの頃に起こったことが，今でも影響を与えていることに腹が立ちました。

　セラピストは悪夢とフラッシュバックは過ぎ去るだろうと言いましたが，私は信じませんでした。それはとてもリアルなものでした。虐待が何度も何度も繰り返し起こっているように感じました。夫を赤ん坊とふたりきりにすることもできませんでした。夫さえも信じられないというひどい気分でした。自分が自分でなくなりました。私は普通の母親にはなれないと思いました。

### [ジェニファーの治療]

　ジェニファーは，２カ月間，彼女と赤ちゃんの世話をしてくれる，産後ドゥーラ[4] を雇いました。この信頼できる女性は，ジェニファーがどこに行くにも付き添い，ジェニファーに安らぎを与えました。ジェニファーは週１回のセラピーセッションを開始し，最終的にサポートグループに参加しました。ジェニファーとセラピストは，この時点で薬を必要としないことを確認しました。

---

4）ドゥーラとは，アメリカやカナダなど海外の一部地域で，産前・産後の女性とその家族を支える存在。巻末の「付録2）用語」も参照。

# ［10］双極 I 型障害，双極 II 型障害
## （双極性スペクトラム障害とも）

　躁うつ病とも呼ばれる双極性障害は，非常に気分が高い状態（躁状態）や気分が高い状態（軽躁状態）から気分が落ち込んでいる状態（抑うつ状態）まで，気分が揺らぐのが特徴です。治療を求めるのはたいていうつエピソードのときで，双極性障害ではなく，うつ病性障害に苦しんでいると誤診されることがよくあります。

●症状
- 躁病（双極 I 型）または軽躁（双極 II 型の低レベルの躁病）
- うつ病（ほぼ必ずあらわれる）
- 急激で激しい気分変化

●危険因子
- 双極性障害の既往歴または家族歴（診断されている，いないにかかわらず）

### ［タミーの物語］
　私は，息子が生まれてから，今までの人生で一番幸せでした。すべてが素晴らしいと感じました。赤ちゃんが寝たら寝なさい，とみんなに言われたけれ

ど，興奮しすぎて眠れませんでした。家の中を清潔
に保ち，赤ちゃんの世話をする自分を本当に誇りに
思っていました。夫は，帰宅したら必ず夕食が用意
されている，と喜んでいました。私はスーパーママ
のようにすべてを処理していて，世界の頂点に立っ
ているように感じていました。

　約2週間後，私の世界はコントロールできなくなっ
ていきました。私は壊れ始めました。ちょっとした
ことですぐ泣くようになり，その1分後には夫が嫌
いになり，離婚を望んでいました。赤ちゃんの泣き
声を研究するために，一日中赤ちゃんの声をテープ
で録音するといった変なことをし始めました。自分
の考えは奥深くて文書化する必要があると信じて自
分の考えを記録したりもしました。私の頭の中は一
瞬たりとも休まらず，疲れ果てていました。

### ［タミーの治療］

　残念なことに，タミーは最初，産後うつと誤診され，
抗うつ薬を処方されました。彼女はより躁状態にな
りました。最終的にある精神科医に産後の双極性障
害であると診断されました。タミーは，夫が赤ちゃ
んの面倒を見ている間，夜ぐっすり眠れるように，
数週間，抗精神病薬を処方されました。また，気分
安定剤も飲みました。「体内時計」をリセットするた
めに，毎晩ベッドに行く前に特別なメガネを付ける

ようにし，まもなく，薬を減らすことができました。

　セラピーでは，自分の身に起こったことを理解し，母として，妻として，現実的な自分のあり方を考えるようになりました。医薬品のオメガ３サプリメントを飲み始め，空腹でなくても定期的に食事をとるようにしました。最終的にタミーの気分は安定したものになりました。夫婦で第二子出産の準備ができたら，精神科医と一緒に妊娠中・産後の治療計画を立てていく予定です。


## ［11］親がうつ病を治療しなかった場合の影響

　アメリカ小児科学会（American Academy of Pediatrics）によると，病気を治療しないでいると，「医療費の増加，乳児への不適切な医療，母乳育児の中断，家族の機能不全，虐待やネグレクトのリスクの増加につながります。産後うつは，特に，乳児の脳の発達にとって非常に重要な初期の時期に悪影響を及ぼします。周産期うつ病は，子どもにとって病的体験で，本人，夫，子ども，母子相互関係のすべてにおいて，長期的に健康に悪影響を及ぼす可能性があります」(Earls, 2019)。

　母親の自殺は世界中で発生していますが，アメリカでは産後の死亡原因の約２割を占めています (Kendig, 2017)。母親と父親のうつ病が，胎児，赤ちゃん，家庭内のきょうだいにど

れほど負の影響を与えるかを示す，膨大な量のデータがあります。その影響は，小児期の間じゅう，そして10代まで継続する可能性があります。

　うつ病の母親の子どもの50％が，思春期の終わりまでにうつ病になります。父親の方も，少なくとも10％は中等度または重度のうつ病を患っています (Paulson, 2010)。うつ病の父親は，お仕置きとしてお尻をたたく可能性が4倍近く高く，1歳の我が子に定期的に読み聞かせをしているとしているのは半数以下でした (Davis, 2011)。

　うつ状態の親をもった子どもは，小児期の精神医学的混乱，行動の問題，社会的機能の不足，認知・言語発達の障害などを抱える可能性が高いです。うつ病の親が治療されずにいると，家族のすべてのメンバーと家族関係に影響を与えます。親の治療が早ければ早いほど，家族全体のためになります。うつ状態が長引けば長引くほど，子どもや家族はうつ病に苦しむ可能性が高くなります。Netsi の 2018 年の研究では，持続的なうつ状態の女性の中には，出産後 11 年まで顕著な症状が続いた人もいました。

　これらは非常に心が痛む統計ですが，しかし，我々は次のことばを強調したいと思います。問題を引き起こすのは，親の「治療されていない」うつ状態です。心に留めてほしいメッセージは，当たり前ですが，家族の健康を保つために，すぐに治療を受けることです。治療の目的は，単に当人の気分が「マシになる」だけではなく，「良い気分になる」ことです。

## [12] 周産期の喪失体験

　自然なものであれ人工的なものであれ，妊娠がどのような終わり方をしても（流産，中絶，死産，乳幼児突然死症候群），生理的および感情的な要因の両方が原因で，うつや不安が続きます。喪失の悲しみはカウンセリングで対処すべきですし，ほかのタイプの治療も有用かもしれません。流産は頻繁に起こりますが（アメリカでは妊娠の20％以上），多くの場合，女性はそれについて話しません。多くの人が死や喪失について話すことに抵抗があるので，サポート先を見つけて，自分がひとりではないことを知ることが大切です。しかしながらそれだけで，この大変な時期を乗り切る助けになると思ってはいけません。新生児期の喪失を経験したことのある女性は，以降の妊娠中や産後に苦悩し苦しむことがあるので，注意深く観察する必要があります。

　周産期の喪失があった場合，両親ともに苦しむことがあります。悲しみ方は人それぞれで，夫婦のカウンセリングが役立つことが多いです。母親はすぐに生理的，感情的な反応をします。パートナー（夫など）は，しばしば自分自身を「強く」て「岩のように頑丈」になって，母親の悲嘆のプロセス（否認・怒り・取引・抑うつ・受容）をサポートしなくてはならないと感じます。細かいことにこだわり，機械的に対応してしまいます。イギリスの研究では，36％の父親が，妊娠中の喪失の後6週間の時点で深刻な不安に苦しんでいました。興

味深いことに，喪失後 13 カ月の時点では，父親のほうが母親よりもうつ的であることが多かったのです。

　喪失後の母親のうつ状態が改善していくと，今度は，パートナーの心が落ち込んでしまう状態になっていくのかもしれません。これは，夫婦関係の緊張を引き起こす可能性があります。女性は，パートナーの最初の冷静（ストイック）な反応を，思いやりの欠如と捉えることもあります。カップルは，チームとして動き，お互いをサポートするために，良いコミュニケーションが本当に必要です。また，お互いをサポートするための計画では特に，栄養のことや，睡眠について，周囲のサポート，適切な薬や代替治療を考慮に入れるべきでしょう。

# 第3章

# 周産期メンタルヘルスに
# 不調のある女性へ

　この章は，今，苦しんでいるあなたのための章です。この章の後，主治医やパートナー，そのほかの家族など母親の回復を支援するメンバーの役割についての章が続きます。

　私たちが支援する女性の中には，医師，看護師，保育園や幼稚園の先生，教師，セラピストをはじめ，医療や教育の専門職の方々もいます。このような女性たちからは，「私にこんなことが起こるはずがない！　ほかの大変な目に遭っている人たちの面倒を見るのが私の仕事なのに！」という声をよく耳にします。そんなときに私たちが言うのは，教育レベルや社会経済レベル，文化，宗教，性格などに関係なく，どの地域の妊産婦であろうと，周産期の問題は統計的に一定数起こるということです。

　周産期の感情障害に苦しむ女性たちは，実にさまざまな心の痛みを経験しています。以下は，彼女たちがよく訴える感情の例です。

- 私ほどつらい思いをした人はいない。
- 私は独りぼっち。誰も理解してくれない。
- 私は女性として，母親として，妻として，うまくやれていない。
- 私は二度と自分自身を取り戻すことはないだろう。
- ひどい過ちを犯した。
- 感情のジェットコースターに乗っているようだ。
- もうばん回できない。
- 私は母親には向いていなかった。

　それぞれの女性がさまざまなレベルでこれらの感情を経験する可能性があることに注意してください。すべて当てはまる人もいれば，少しだけの人もいるかもしれません。第2章で挙げた症状のいくつかに当てはまるという人もいるでしょう。

## ［1］セラピストや主治医を探す

　産後の分野に関心をもち，献身的に取り組んでいるセラピストを見つけるためには，Postpartum Support

International（PSI，産後うつの国際的自助グループ）など
に連絡することをお勧めします[1]。PSIは，ほかの組織と協力
し，周産期の気分障害と不安障害の専門的なトレーニングを
提供している組織です。この分野を完全にカバーしている訓
練施設はほかに見当たりません。うつ病や不安症の専門知識
をもっている人が，周産期の気分障害や不安障害の独特の側
面について知識があるに違いないと思い込まないようにして
ください。

　（アメリカでは）ほとんどの保険会社では，メンタルヘル
スの問題にも保険が適用されます。保険会社の契約の範囲で
専門家が見つかれば，通常はあまりお金もかかりません。と
きには保険会社が，進んで専門家を医療提供者リストに追加
してくれたり，専門家の診察を受けるための費用を支払って
くれたりすることもあります[2]。もしもあなたの保険会社が，

---

1）日本では，日本周産期メンタルヘルス学会（http://pmh.jp/）や各地
　域の精神保健センター，子育て支援センター，ママブルーネットワー
　ク（http://mama-blue.net）などに相談するとよいでしょう。

2）アメリカには，日本の国民健康保険のようなものがなく，連邦政
　府が制定する国の法律の下で各州が保健に関する法律を制定して
　いるため，居住する州によって制度が異なります。公的医療保険
　制度は高齢者，障がい者，低所得者を対象としたもののみで，こ
　れらの加入条件に該当しない場合は民間の保険に加入することに
　なります。Affordable Care Act（通称「オバマケア」）によりすべ
　ての人が医療保険に加入して医療を受けられるよう改善が行われ
　ました。雇用主経由の団体医療保険，個人の医療保険，政府また
　は州の医療保険の3種類の加入方法があり，同じ州内でも保険会
　社によって保障内容や保険を適用できる医療機関が異なり，また
　保険プランによって内容が異なるなど，複雑になっています。日
　本では，通常の診療や投薬などは健康保険が適用されますが，民

対象の医療提供者リストに載っている専門家を受診する場合にしかお金を出してくれないというのであれば，周産期領域における専門家の知識を見定めるのに役立つ質問表を以下にご紹介しましょう。

　たとえセラピスト自身が周産期の心理的知識があると思っていても，以下の質問をすることは重要なことです。保険会社とやりとりをしたり，専門家の見定めをしたりする気力がない場合は，支援者に依頼しましょう。また，主治医に対しては，妊娠中や授乳中の母親に（必要に応じて）精神科の薬を処方することに抵抗がないかどうかを尋ねるべきです。

- 先生は，周産期の気分障害や不安障害について，具体的にどのような訓練を受けてきましたか？

　　PMADを専門とするセラピストは，この分野の問題に関するトレーニングを2日以上受けていなければなりません。

- 周産期の気分障害と不安障害の教育を行っている機関に属していますか？

　　この分野に力を入れて活動している人は，（アメリカでは）以下の組織のうち少なくとも1つに所属し

---

間の医療保険については産後うつに対応できる保険会社はまだありません。うつ病と診断された後に保険に加入するハードルは高いのが現状ですが，選択肢がないわけではありません。傷病手当金や，自立支援医療制度など公的な保障制度・医療費助成制度があります。主治医の先生にご相談されるのが一番良い方法です。

ているはずです。Postpartum Support International
(PSI)，Marcé Society，North American Society for
Psychosocial OB/GYN。[3]。

- 産前・産後のうつや不安を抱えた女性にお勧めの本は
何ですか？

　　専門知識をもつ人なら，この本の「リソース（情報
資源）」の章にリストアップされている本をいくつか
紹介できるはずです[4]。

- 先生のセラピーにおける理論的な方向性は何ですか？

　　周産期のうつや不安の状態に最も効果的なセラピー
のタイプは，認知行動療法（CBT）と対人関係療法
（IPT）[5]であることが研究で明らかになっています。
危機的状況に瀕している場合は，長期集中型の精神分
析は適切ではありません。


　専門知識をもったセラピストが見つからない場合は，思い
やりがあり，学ぶ意欲のある人が見つかるまで探してみま
しょう。もし，主治医があなたを助けてくれないと思うなら，

---

3）　いずれもアメリカの組織です。日本においては，日本周産期メンタル
　　ヘルス学会に所属しているかどうか，「周産期メンタルヘルスコンセ
　　ンサスガイド」を知っているかを尋ねてみることも1つの方法となる
　　でしょう。
4）　日本語に翻訳された本はほとんどありませんが，巻末の「リソース（情
　　報資源）」にリストアップしましたので，ご参照ください。
5）　日本では，周産期のうつに特化した認知行動療法や対人関係療法を実
　　施できる専門家はたいへん数が少ないのが現状です。特化していなく
　　ても，治療はできますので，がっかりせずに受診してみてください。

見限るべきです。良い消費者になるのです。安心して任せられると納得できるまで，探しまわりましょう。


## ［2］真実の言葉

産後の気分や不安障害に直面したら，以下の真実を思い出してみてください。


- 「私は回復する！」
    私たちは，適切な治療を受けても回復しなかった女性に会ったことがありません。
- 「私はひとりではない！」
    5人に1人の女性がPMADを経験します。
- 「これは私のせいではない!」
    この状態はあなたが作ったものではなく，本当に病気なのです。
- 「私は良いママよ！」
    たとえ病気によって入院していたとしても，未だあなたは赤ちゃんを育てている状態なのです。自分と家族の生活の向上を願っているなら，あなたが良い母親であることは明らかです。
- 「私自身をケアすることは不可欠です！」
    自分自身をケアすることが，あなたの仕事です。そうしてあなたがよくなれば，家族をケアすることがで

きるからです。

• 「私は今，ベストをつくしているんだ」

　　現在あなたのできることが，どんなに小さく思えて
も，歩み出していれば，どれほど小さな一歩でも，そ
れでよいのです。その調子です！

　うつ状態によって，ここに挙げたような真実の言葉を信じ
る力を妨げられるかもしれません。それに打ち勝つためには，
本当にそう思っているつもりで頻繁に口にすることが大切な
のです。回復するにつれて，容易に口にすることができるよ
うになります。


## ［3］母親ケアの基本

　現代の女性たちは，スーパーママでいること，すべてをこ
なすことを期待されています。決して泣かない完璧な赤ちゃ
んがいて，清潔で整理整頓された家に，喜んでサポートして
くれるパートナーがいないといけないという，大きなプレッ
シャーを背負っているのです。

　周りに助けてくれる人がいたとしても，女性は助けを求め
ることに抵抗を感じるものです。「子どもはみんなで育てる
もの」[6]という言葉をよく耳にしますが，助けを求めたり，

---

6）原文 It takes a village は元々はアフリカの諺で「村中みんなで」という
　　意味。It takes a village to raise a child.（ひとりの子どもを育てるには

必要としたりすることは弱さのあらわれだと感じている母親
も少なくありません。どんなにたくさんの助けを必要とした
としても，健康でいる価値があなたにはあります。

## ●サポートしてくれる人を探す

　危機に陥っているときというのは，助けや支援をしてくれ
る周囲の人を見落としてしまいがちになるものです。周囲の
人はさまざまな方法であなたをサポートすることができます
し，あらゆる種類のサポートが必要です。

　物理的なサポートとしては，料理や掃除，赤ちゃんの世話
をする，買い物や散歩に連れ出してもらったり，診察に連れ
て行ってもらったりすることなどがあります。感情的なサ
ポートとしては，座って話を聞いてもらったり，ハグしても
らったり，励ましの言葉をかけてもらったりすることがあり
ます。与えられるすべての支援を受け入れて，さらに支援を
求めましょう。

　ブレーンストーミングのエクササイズをしましょう。

　「どのような支援をしてくれる人でも，心に浮かんだ人を
すべて，書き出してみてください」

　可能であれば，支援してくれる人と一緒にこの練習をしま
しょう。支援者の名前と電話番号のリストを作り，困ったと
きには電話ですぐに相談ができるようにとっておきましょう。

　誰かが支援者の職業に就いていたり，家族であったりする

---

村中みんなの知恵と力が必要だ）といった文脈で使用されることが多い。

からといって，その人が助けてくれたり，理解してくれたりするとは限りません。偏見のない，思いやりのある支援者を見つけて，助けてもらいましょう。

　ここでは，私たちのクライアントが見つけた支援者を紹介します。こうした人があなたの助けになるか，考えてみてください。

- パートナー（夫など）
- 友人
- 家族（夫，両親，兄弟姉妹）や，親戚（おじ，おばなど）
- 隣人（近所に住んでいる人たち）
- 同僚
- 宗教／信仰／スピリチュアル・コミュニティ
- 専門家（ドゥーラ，ラクテーション・コンサルタント[7]，ベビーシッター，家政婦，訪問保健師）
- ホットライン（24 時間対応）やヘルプライン（伝言を残せば，折り返し連絡をくれるような番号）
- 産後うつのインターネット掲示板（巻末の「リソース（情報資源）」を参照してください）
- PMAD のサポートグループ

## ●食べること
　周産期うつ病や不安を抱える女性は，しばしばお菓子や炭

---

7）ドゥーラ，ラクテーション（授乳）コンサルタントについては，巻末の「用語」を参照。

水化物が無性にほしくなります。授乳のたびに栄養価の高い
もの，特にタンパク質を食べることができれば，血糖値を一
定に保つことができます。これは気分を安定させることにも
つながるでしょう。食欲不振の場合は難しいかもしれません
が，できる限りのことをしましょう。食欲がない場合は，プ
ロテインシェイクやドリンクなどを飲んでみてください。カ
フェインは避けましょう。

　サポートしてくれる人に頼んで，ヨーグルト，惣菜の肉類
やチーズ，固ゆで卵，カット野菜，果物，ナッツ類などの買
い物をしてもらいましょう。いっそのこと，食事をもってき
てもらってもいいのです。水を飲むことを忘れないでくださ
い。というのは，脱水は不安を高めてしまうからです。食欲
の問題は，周産期のうつ症状や不安症にとてもよく見られま
す。大きな食欲の変化や体重の変化については，かかりつけ
の医師に伝えてください。気力があれば，うつ状態や不安に
詳しい栄養士に相談するのも有効でしょう[8]。

　ある最近の研究では，女性 1,000 人以上を対象として，食
事というものがうつ状態や不安に与える影響を調べています
(Bodnar, 2005)。野菜，果物，肉，魚，全粒粉を多く含む食事
をとった女性（年齢，社会経済的地位，学歴，健康習慣を問
わず）は，抑うつ感と不安感が少ないという結果が出ました。

---

8）日本では，乳幼児健診（4 カ月，6 カ月，10 カ月，1 歳半など）に行っ
　たときに，「栄養士の話を聞きたい」とお願いしてみることも，良い
　方法でしょう。赤ちゃんへの栄養指導が中心ですが，ママの相談にも
　のってくれるでしょう。

加工食品や揚げ物，精製された穀物，砂糖入りの製品，ビールを飲んだり食べたりしている女性は，抑うつ感と不安感が多く見られました。

## ●睡眠について

気分は，不眠や睡眠不足によって深刻な影響を受けます。睡眠不足の親は，うつ状態，イライラ，不安感が強く，PMAD（周産期気分および不安障害）のリスクが著しく高くなります。夜間の睡眠は，あなたの回復を助けるうえで最も価値のある睡眠です。睡眠は脳の健康を回復させるために必要であり，毎晩少なくとも7時間の連続的な睡眠が理想的です。

毎晩少なくとも2，3時間は，物理的にも感情的にも心理的にも「解放される」ことが必要です。サポートしてくれる人と一緒に，いつ，どのように睡眠をとるか計画を立てましょう。耳栓，扇風機など，赤ちゃんの泣き声を遮断するものが必要かもしれません。いずれにしても，あなたに合ったやり方を考えてください。質の高い睡眠は精神的な健康のために不可欠です。

「お母さんは，毎晩一晩中赤ちゃんの隣でお守りをしてあげるべきだ」と言うコメンテーターや著名人（どんなに有名な人でも）に注意してください。よく見れば，これらのコメンテーターや著名人は，特定の子育て団体の政策を推し進めるために，報酬を貰っていることが多いのです。

彼らが提示するデータは，母親の精神的な健康をまったく

考慮することがなく，資金提供してもらっている組織のメッセージを伝えようとしているため，大きく偏っています。正しい道は 1 つしかないと言う人，または「ベスト」な寝かた（または授乳）があるといい，それ以外の方法を悪く言う専門家を信用してはいけません。私たちは，どんな育児法であっても，あなたやあなたの家族にとって役立つやり方が正しい方法であり，1 つのやり方が誰にでも当てはまることはないと信じています。

　私たちはすべて個別の存在です。ママが赤ちゃんと一緒に寝るとき，一緒に寝ることもあれば，隣の部屋にモニターを置いて寝ることもありますし，母乳を途中で哺乳瓶での授乳にして寝ることもありますし，母親とは別の人がきちんと交代して寝ることもあります。自分に合ったものを見つけて，それを実行しましょう。そして，あなた自身の直感と創造性を信じ，自分をほめてあげましょう。

　自分自身を大切にすることがあなたの仕事であることを忘れないでください。それはあなた自身にしかできません。毎晩きちんと眠ることができなくても，週に何日かでも役立ちます。昼間に昼寝ができるのであれば，昼寝をしてもいいのですが，昼寝は夜の睡眠の代わりにはなりません。睡眠障害は，気分障害や不安障害を伴います。

　PMAD は睡眠障害を引き起こす可能性があり，睡眠障害は PMAD の回復を妨害します。良い睡眠習慣（睡眠衛生ともいいます）を心がけましょう。LowBlueLight.com は，周産期用を含む睡眠を促進するためのレンズの有効性を研究し

ている，私たちが知る唯一の会社です。寝る前の数時間，このような特別なメガネを購入して使用することを検討してみてください。

　可能であれば，朝，赤ちゃんと一緒に散歩をして，体内時計の回復に役立つ日光を浴びましょう。専用のメガネを使用しない場合は，寝る1時間前にパソコンや電話の電源を切りましょう（これらの光や刺激はあなたを覚醒させる可能性があります）。みんなが寝ている夜に眠れない場合は，かかりつけの医師に相談してみてください。

## ●身体活動について

　数分軽く運動をするだけでも気分が良くなります。身体が運動できる状態のときは，自分のやりたいこと（例えば，ウォーキング，ダンス，自転車に乗るなど）を見つけてみましょう。近所を一周するなどと考えただけでとても無理と思うようなら，ゆっくりと歩き出してみましょう。歩いていれば，気分も良くなります。身体活動をすれば気分が良くなるとわかっていても，一歩を踏み出すのが難しい場合は，あなたを励まし，一緒に運動してくれるサポート役や付き合ってくれる人を見つけましょう。

　妊娠中や産後の女性は，ある程度の運動（ベビーカーでの散歩を含む）をすることで，もっとうまくやっていけるようになり，うつ症状が軽減されます。

　睡眠に問題がある場合や睡眠不足がひどい場合は，激しい有酸素運動をしないようにしましょう。激しい運動を再開し

たり，始めたりする前に，十分な睡眠がとれるようになって
少なくとも2，3週間たつまで待ちましょう。

## ●休憩をとる

　本当に十分に子どもたちを愛しているなら，子どもたちか
ら離れてはいけないし，子どもが一緒でないところで楽しむ
べきではない，という神話があります。

　これは，真実ではありません。私たちは，自分のために時
間を割くことは，自分勝手で悪いことだという考えを取り入
れてしまいました。そのため，私たちは自分に休みが必要だ
と思うことにも罪悪感を感じます。（父親は一般的に，母親
よりも休憩を取るのが上手です。）

　24時間連日の勤務の仕事など，ほかに類を見ません。実
際のところは，良い親というのは，休みを取っているもので
す。だから良い親でいられるのです。週に一度，最低2時間
の休息時間をとってみましょう。（この時間には家事や用事
は含まれません。楽しむことだけです）。親業以外の仕事なら，
休憩が法律で決められているし，もっと休みをとれるはずで
しょう。

　あなたのバッテリーだって，充電しないと電池切れしてし
まいます。赤ちゃんのお世話はあなたしかできないというわ
けではありません。パートナーや家族にも，赤ちゃんとふた
りだけで絆を深める時間が必要です。この経験は赤ちゃんに
とって大切なものですし，その場にあなたがいないほうが，
ことは簡単です。みんなにとって，良いことづくめというこ

とです。

## ●外に出ましょう

　落ち込んでいるときや不安なときは，四方の壁に押しつぶされるかのように感じます。世界は暗く，小さく感じます。あなたは感情的にも，身体的にも（腕を組んだり，猫背になったり，視線を下に向けたままにしたり）前かがみになって丸まってしまいがちになります。

　家の外に出て，空を見上げて，まっすぐに立ち，両腕を伸ばして深呼吸してみることをお勧めします。実際にどこかに出かける必要などありません。たとえ部屋着のまま玄関の外に立つだけのことであっても，1日1回外に出るだけでよいのです。

## ●あなたの周りをポジティブな要素で満たしましょう

　ニュースを読んだり聞いたりするのは避けましょう。憂鬱になるニュースや，暴力のニュースも多いのです。映画を見たい場合は，コメディを選びましょう。悲劇的な映画や暴力的な映画は避けましょう。カーテンを開けて日差しを入れましょう。不安な場合は，心を落ち着かせる音楽を聴きましょう。落ち込んでいるときは，体を動かしたくなるようなテンポの良い音楽を聴いてみましょう。できるだけ，励まし，笑顔で，応援してくれるポジティブな人たちと一緒にいましょう。

## ●赤ちゃんのお世話について

　うつ状態の程度にもよりますが，赤ちゃんのお世話のほとんど（全部ではないにしても）を誰かにやってもらう必要があるかもしれません[9]。パートナーがいないときには，家族，助産師，ナニー（乳母）[10]，または友人などのサポートしてくれる人たちが一緒にいてくれます。サポート係があなたをサポートしてくれるので，徐々にあなたが赤ちゃんのお世話をする機会が増えていきます。

　（うつ状態のときは）最初は嬉しいという感情すらなく，まるでロボットのように感じるかもしれませんが，それでも「ママ」の仕事をして，赤ちゃんと触れ合うことは，あなたのためになるのです。自分に自信と充実感がもてるようになり，毎日を楽しく過ごすことができるようになります。笑顔を向けたり，触ってみたり，できる範囲で赤ちゃんと触れ合ってみましょう。気が向けば，ベビーマッサージやベビースイミングの教室に申し込んでみるのもよいかもしれません。これらのクラスでは，母子の絆を深めることができます。

## ●台詞（セリフ）を作ってみましょう

　支援者から「何をしてほしい？」と聞かれても，「今，何

---

9）　状況によっては，「誰かに預ける」ということは，難しいかもしれません。あなたが預けるための交渉をするのではなく，夫や友人，両親，保健師などを通じて，交渉をお願いするようにしましょう。個別に対応してくれる方法がきっとみつかります。
10）日本では，保育士やベビーシッター，民間の訓練を受けた子育て派遣者などが考えられます。

が必要なのかわからない」でいいのです。「今は何が必要な
のかわからないのです。ただひどい状態だと思っていること
だけはわかるわ」と言ってもよいのです。でも，誰もがあな
たの心が読めると思ってはいけません。自分から頼むのが，
もっとも確実に必要なものを手に入れるやり方です。

　あなたのパートナーや家族，友人があなたをベストにサ
ポートするには，どんな言い方がよいか，台詞（セリフ）に
してみてください。例えば，あなたが不安を感じているとき
に，「落ち着いてリラックスすればいいのよ」という言葉を
聞いても，何の役にも立ちません。代わりに，あなたの聞き
たいこと，やってほしいことを具体的に提案してみましょう。

　例えば以下のような台詞を言うように伝えてみてください。
　　「何もできなくてごめんね，苦しいのね」
　　「きっと乗り切れるよ」
　　「そばにいるよ」
　　（ハグ）
　　「明けない夜はないよ」

　台詞は，純粋な思いやりと愛を損なうものではありません。
それどころか，支援者があなたに必要なものを効果的に与え
られるやり方です。あなたを愛している人は，あなたによく
なってほしいと願っています。何が役に立つのかを知って安
心するでしょう。

72

## ●不安，恐怖，または極度の心配がある女性のために

　カフェインを避けて，血糖値を均等に保つようにしましょう（「食べること」の項を参照）。不安や強迫観念を抱えている多くの女性にとって，情報は不安を煽る燃料となります。テレビのニュースは消して，ニュース記事は読まないようにしましょう。本や雑誌，インターネットの情報を読んだとき，不安が増すようなら，それも読まないようにしましょう。そうしたメディアが心配，恐れ，恥の燃料になる場合は，SNSを含むすべてのメディアを避けてください。映画に行く場合は，コメディを選びましょう。不安をかき立てるものよりも，気分を和らげるか，気を紛らわすことができる活動を見つけましょう。

## ●強い刺激は避けましょう

　普段の光景や音，日常行動の刺激が強く感じられたときは，周囲の環境を整えることが大切です。あなたは今，回復期にあることを忘れないでください。自分をいたわり，そっと扱うことで，回復力がぐんとアップします。無理をしないでください。例えば，家族のイベントに行くのが大変だと感じたら（過去に楽しかったことがあっても），取りやめるか，少なくとも時間を制限したほうがよいでしょう。自分を信じてください。回復するにつれて，あなたはより多くのことに対処することができるようになります。

　周産期の女性は，多くの場合，あらゆる種類の刺激に過敏に反応します。例えば，視覚（見る），聴覚（聞く），触覚（触

れる）などです。このようなことが起こっている場合は，家
の中の光を暗くすると落ち着くかもしれません（不安という
よりも落ち込んでいると感じている場合は，カーテンを開け
たり，照明を増やしたりして，家の中を明るくしてみるとよ
いでしょう）。必要なことが聞こえているなら，日中は耳栓
やヘッドフォンをして，不要なノイズを消すようにしましょ
う。触れるものに敏感になることもあります。例えば，衣服
が着心地が悪く不快になったり，かゆくなったりすることも
あります。自分自身を思いやり，快適に過ごすために必要な
ことをしましょう。

## ［4］母乳に対する神話といわれるものについて

神話（迷信）：「母乳をあげないと，良いママになれない」
　　　赤ちゃんの食事法で唯一正しい方法などないというの
　　が本当のところです。あなたと家族のためになるものは
　　何でも，正しい方法なのです。私たちの社会では，身体
　　的・感情的障害のあるなしにかかわらず，専心的に赤ちゃ
　　んのお世話をするよう，新米ママには相当大きなプレッ
　　シャーがかかっています。私たちは，1つの方法が，す
　　べてに当てはまるなどと決して思っていません。いかな
　　る授乳法（乳房から，哺乳瓶から，粉ミルクなど）をし
　　ていても，子どもへの愛情の大きさや，あなたがどんな
　　母親なのかとは関係がないのです。

　母乳育児と哺乳瓶育児の両方に長所と短所があり，両方を組み合わせるとうまくいくこともあります。例えば，サポートしてくれる人に粉ミルクや搾乳した母乳で授乳してもらうことで，あなたが休む時間をとれるなら，それは家族の幸せに配慮した選択となるのです。罪悪感にさいなまれないようにしましょう。

　授乳のやり方について，押し付けがましい，不適切な質問や発言に，備えておきましょう。このようなことは，公共の場でも，主治医のクリニックでも，育児サークルでも，家族の集まりでも，どこでも起こりうることです。

　素人であろうと専門家であろうと，あなたが選択した計画について批判的な人がいたら，あなたは自分と家族のためにできる最善の決断をしたのだということを思い出してください。そんな質問やコメントは無視したり，話題を変えたりしてみましょう。あるいは，「私の問題ですから」「母乳が出ないんです。命にかかわる病気にかかっているので」「母乳をあげないことにしたのです」「医者から止められているのです」と言うこともできます。

　また，外で授乳するとき，非難を浴びることがあります。「トイレでやればいいじゃないか」などと言われたときには，対応できるように準備しておきましょう。「私はトイレでものを食べないし，私の息子も同じです」というのも良い答え方です。

　覚えておいてください。いずれにしても，あなたは，放っておいてもらうために必要なことを言う権利があり

ます。何も謝ることはありませんし，彼らに説明する義務はありません。良いママとは，忘れずに赤ちゃんに食事を与える人のことです。それだけです。

神話（迷信）：「母乳を与えないと赤ちゃんとの絆が結ばれない」

　もしこれが本当なら，母親との絆をもたない大人が何世代にもわたって存在するでしょう。実際に，母乳をやめたときに赤ちゃんとの絆を深め始める女性もいます。哺乳瓶による授乳（粉ミルクや母乳），または母乳と哺乳瓶による授乳を組み合わせることで，よりリラックスした楽しい時間を過ごすことができるかもしれません。

　また，哺乳瓶による授乳方法に決まりはありません。スキンシップでコンタクトを取っても，アイコンタクトを取っても，同じようにボンディング（愛着）効果が期待できます。母親が母乳で授乳しているからといって，それが絆を深める機会となっているわけではないかもしれません（例えば，携帯電話をいじりながら授乳しているなど）。オムツ替え，抱っこ，沐浴，赤ちゃんに笑顔を向ける，などなど，赤ちゃんとの絆を深める機会は一日を通してたくさんあります。授乳だけが絆を作る時間ではありません。絆を作ることは継続的な相互作用のプロセスです。それは，あなたが赤ちゃんにどのように，何の食事を与えるかといった問題をはるかに超えたとこ

ろで起こるものなのです。

神話（迷信）：「赤ちゃんは私の憂鬱や不安を察知する」

　赤ちゃんはあなたの心を読むことはできません。あなたの考えや感情が，赤ちゃんや赤ちゃんとの関係にダメージを与えることはありません。赤ちゃんが感じることができるのは，体温，空腹感，オムツの湿り気，身体的接触です。あなたの頭の中で落ち込んだり，不安な気持ちが渦巻いたりしていても，赤ちゃんはあなたを身近に感じることができるのです。大切なのは，あなたの行動（笑いかける，話しかける，触れるなど）です。また，落ち込んでいない人（ケアしてくれる人）に赤ちゃんの世話を一時的に代わってもらうことは，あなたが回復する手立てになるでしょう。

神話（迷信）：「絆は生まれてすぐにしか結べない」

　これが本当なら，養子は養父母と絆を結ぶことがないでしょう。出産後すぐに赤ちゃんを触ったり抱っこしたりすることができなくては，絆を結べないとか，絆をつくるのに苦労するなどということは決してありません。うつ状態や不安で赤ちゃんの世話が難しくなったとしても，手遅れになることはありません。絆とは，何年もかけて築き上げる，親しみや親密さ，快適さの過程（プロセス）なのです。

## ［5］回復（リカバリー）

　女性一人ひとりの回復に，何が役立つかは，その人の病気のタイプや深刻度，特徴，そしてどんな治療法を選ぶかによります。早くよくなるための助けとなるものは何でも，私たちはお勧めしたいと思います。第 7 章では治療法をいくつか紹介します。1 つずつ行っても，組み合わせてもかまいません。薬物療法は，これらの気分障害に対する最も一般的な治療法の 1 つであるため，続いて，私たちがよく耳にする疑問や懸念事項をいくつか取り上げます。

## ［6］抗うつ薬の Q&A[11]

Q：薬で性格は変わりますか？

A：うつ病や不安が，あなたの性格を変えてしまうのです。例えば，普段は明るく落ち着いている人が，イライラしたり，不機嫌になったり，引きこもりになったり，心配症になったりすることがあります。薬が効き始めると，また自分自身が戻ってきたように感じられるようになります。つまり，薬はあなたの「かつての」性

---

11）服薬についての日本での Q&A は，日本周産期メンタルヘルス学会の「周産期メンタルヘルスコンセンサスガイド」（http://pmhguideline.com/consensus_guide.html）の CQ 7 〜 12，CQ 14 をご参照ください。

格を回復させてくれるのです。

Q：どのくらいの期間，薬を飲まなければならないので
しょうか？

A：治療の期間はさまざまで，あなたと担当の医師の間で
決定されます。うつ状態や不安症が初めての経験であ
るならば，一般的には，「自分を取り戻す」ことので
きる量を服用し，最低でも9カ月から1年は薬を服用
し続けることをお勧めします。うつ病や不安症の既往
歴がある場合は，より長い治療期間を提案されること
もあります。推奨される期間，薬を継続することは，
病気の再燃や再発の可能性を減らすために，非常に重
要です。

Q：抗うつ薬に依存してしまうのでしょうか？

A：抗うつ薬に依存性はありませんが，急に服用をやめる
ことは絶対にしてはいけません。担当の医師に相談し
てください。どのように中止するか考えてくれます。
精神科医の中には，抗うつ薬を漸減する期間として2
カ月から数カ月を推奨している人もいます。ほとんど
の女性は（病歴にもよりますが），ある時点で薬を止
めることができます。

Q：副作用がある場合はどうすればいいですか？

A：多くの人がまったく副作用を経験しません。副作用が

発生した場合も，通常，軽度で一時的なもので，持続してもせいぜい1週間以内です。（例えば，吐き気，疲労，震えなど）。性欲やオーガズム能力の低下を経験した場合は，治療中は持続することがあります。より深刻な副作用や，1週間経っても解消されない副作用を感じた場合は，主治医に連絡してください。人によっては，自分に最適な抗うつ薬を見つけるまでに，複数の抗うつ薬を試す必要があることもあります。副作用の可能性を減らすためには，非常に低い用量から始めて，自分に効果的な用量までゆっくりと増量していくことが有用です。

Q：自分に合った抗うつ薬はどれですか？

A：一般的に，ほとんどの人は，ほとんどの抗うつ薬でよくなります。以前に薬を服用していて効果があった場合や，薬を飲んで気分が改善した血縁者がいるならば，その薬が第一選択となるでしょう。不安を感じている場合は，気分を落ち着かせる作用のある薬が選ばれるかもしれませんし，疲労がある場合は，活力を与える作用のある薬を試すことができます。最も重要な目安は，時間の経過とともに気分が良くなり始めるかどうかです。

Q：薬はどれくらいで効いてきますか？　薬が効いているかどうかは，どのようにしてわかりますか？

A： 新しいタイプの抗うつ薬（SSRI，SNRI）の多くは2
週間以内に効き始めますが，古いタイプの薬（TCA
など）は4～6週間かかることがあります。また，適
切な用量まで漸増するのに数週間かかることもありま
す。ここでは，薬が効き始めたときのその人のコメン
トをいくつか紹介します。


- いつもいつも泣いているというわけではなくなっ
  た。
- 忍耐力がついた。前ほどキレにくくなった。
- シャワーを浴びながら歌っているときがある。
- 夫は私が，以前よりずっと幸せそうにしていると
  言う。
- やる気が出てきた。家族のために，またお料理し
  ている。
- 赤ちゃんと過ごすことを以前よりずっと楽しめる
  ようになった。
- 些細なことで悩むことが少なくなった。
- 以前よりずっと，微笑んだり，笑ったり，楽しん
  だりしている。
- メールに返事をしたり，電話に出たりすることが
  できるようになった。


Q： 薬は松葉杖のようなものですか？
A： 松葉杖は一時的な道具で，必要としなくなるまで使う

ものです。薬もそうです。もしあなたの骨折が治った
とき，松葉杖を使っていたことを後悔したりしないで
しょう。薬物療法は，脳の化学反応を正常な状態に回
復させ，自分自身の感覚を取り戻し，元の生活に戻る
ことを可能にします。元気になってきたら，医師と一
緒に薬の服用をやめるための計画を立てていきます。
さらに，薬物療法は心理療法をより効果的に活用する
のに役立ちます。

Q： 母乳育児をしたいのですが，赤ちゃんに有害なものは
摂りたくありません。薬を飲んでも母乳育児はできま
すか？

A： 母乳を使いながら抗うつ薬の安全性を研究してきた専
門家によると，答えはイエスです。乳児の血液を調べ
たところ，薬の代謝物は，ほとんどなく，あったとし
ても問題のない程度でした（di Salea, 2009）。

　母乳を通して薬に曝された赤ちゃんは，薬に曝され
ていない赤ちゃんと同じように，あらゆる面で健康で
正常です（Kronenfield, 2018）。薬物治療を受けないこと
のほうが，赤ちゃんの健康に影響を与える可能性があ
り，良い選択ではないことをいつも覚えておいてくだ
さい。

　赤ちゃんに母乳を与えるか，粉ミルクを与えるか
よりも，ママが適切な治療を受けることのほうが重要で
あることは，研究からも明らかです。ですから，抗う

つ薬を服用している間に母乳を続けると，赤ちゃんに影響があるのではないかと心配しすぎてしまうぐらいなら，治療しないよりは，（ゆっくりと）断乳したほうがよいでしょう。赤ちゃんへの最高のプレゼントは，ママが幸せで健康であることを忘れないでください。薬を服用しながら母乳育児をすることへの不安は，ひとたび薬が効き始めると消えてしまうことがよくあります。病気が不安を引き起こしているからです。

Q：私は，妊娠中の深刻なうつ状態の母親です。残りの妊娠期間，ずっとこんな状態のまま過ごさなくてはならないのでしょうか？

A：治療を受けることは，あなたと赤ちゃんの両方にとって重要です。研究者たちは，治療されていないうつ状態や不安が胎児に与える有害な影響に目を向け始めています。また，妊娠中にうつ病や不安を抱えていると，あなた自身に必要なケアがされていない可能性があります。これは，あなたにも，胎児のためにもよくありません。

　多くの女性が，カフェイン，タバコ，アルコール，薬物，ハーブ[12]などを使用して対処しようとしますが，これも有害な場合があります。うつ状態や不安は食欲

---

12）ハーブ（herb）は香りに鎮静・興奮などの作用がある植物で，料理の香り付けや保存料，薬，香料，防虫などに利用されます。香りや薬効がある植物全般をハーブとして扱う場合もあるようです。

の変化を引き起こし，妊娠中の健康的な体重増加や栄養状態を維持することが困難になることがあります。

　カウンセリングだけで十分な場合もありますが，なかには重篤な症状を抑えるために投薬が必要な場合もあります。抗うつ薬は，うつ状態と不安の両方に有効であることが示されています。たとえ初期の妊娠期間中であっても，これらの薬を服用しても，流産や奇形のリスクが高まることは示されていません。妊娠中のうつ状態はまた，産後のうつのリスクを高め，赤ちゃんの発育の遅れのリスクにもつながります。妊娠中も産後も継続して服薬することで，そうしたリスクを大幅に減らすことができます。*American Journal of Obstetrics & Gynecology* 誌（アメリカ産科婦人科学会誌）によると，「薬物療法（薬を使った治療）を要する精神状態であるときには，薬物療法を行う利点のほうが，生じうる小さなリスクよりはるかに大きいのです」(Koren, 2012)。


Q：薬を飲むことは，きまり悪くて，恥ずかしいです。薬が必要だということは，私は弱いということでしょうか？

A：多くの文化圏では，精神科の薬を服用することに対して無知と不安から，恥ずべきことだという思い込みがあります。どういうわけか，私たちは，自分の脳の化学反応をコントロールできる，と錯覚しているのです。

糖尿病や甲状腺疾患をもっていたならば，自分でインスリンや甲状腺ホルモンを増やすことができる，とは思わないでしょうし，人にそう言われることもないでしょう。必要なときに助けを求めることができる（薬を飲む）のは強さであって，弱点ではありません。

　薬を飲むのは個人の選択です。薬を飲むことをほかの人に言う必要はありません。秘密にしているからといって，恥ずかしいことではありません。また，思いきって親しい家族や友人に伝えてみれば，薬を飲んでいる人は，身の回りに案外いるものです。抗うつ薬を服用するかどうかにかかわらず，あなたが健康になるために選択したことを支持してくれる人を見つけてください。

# 第4章

# パートナーの方へ

　この章は，性別や結婚しているかどうかに関係なく，パートナーであるあなたをサポートするために書かれています。ここでは母親になった人を「妻」と呼ぶことがありますのでご了承ください。あなたの関与が早ければ早いほど，大きければ大きいほど彼女の回復効果が上がります。2人がお互いに，また個人としても，より多くの利益があるでしょう。彼女の体験への理解が深いほど，彼女はよりサポートをされていると感じることができます。それがまた，彼女の回復を早めるのです。

　赤ちゃんをもつことは，家族全員に変化をもたらします。「自分は良い親になれるのか？」「この初めての事態の中で，パートナーをよりよくサポートするにはどうしたらいいの

か？」と疑問に思うことは，正常で健康なことです。このようなことは，どんなタイプのカップルにおいても起こります。ゲイやレズビアンのカップルや，養子縁組の両親でも同じです。

　赤ちゃんを迎え入れるということは，物事が変化するということです。今までパートナーに向けられていた注意や関心は，妊娠出産へと向けられていきます。恐怖心や，不快感，医学的な問題が生じると，カップルの親密さに影響を与えてしまいます。ひとたび赤ちゃんが生まれたら，注意関心というものは赤ちゃんに向くもので，ふたりの関係は後回しになるものなのです。

　私たちのところでは，母親の産前産後の気分の悩みについて聞くことは増えているものの，父親やパートナーのメンタルヘルスについてはほとんど言及されません。しかし父親やパートナーのことも大切なのです！

　子育ての輝かしい側面を耳にすることはとてもよくあります。例えば，あなたはすぐに赤ちゃんとの絆を感じ，恋に落ちたように感じるでしょう，と。そういうこともあるかもしれませんが，たいていは，あれこれ注文の多い赤ちゃんという存在を理解していく過程を通して絆が生まれていくものです。親になるということは，失うものがあるということでもあります。それらを認め，悲しむことが大切です。

　パートナーとの関係が変わるのは当たり前のことです。もし彼女が（またはあなたが）一日中，グダグダ愚痴をこぼしたり，感情を爆発させたり，しつこく付きまとったりされれ

ば，彼女は（またはあなたは）離れていってしまうかもしれません。そうなると拒絶されたと感じてしまいやすいものですが，それは人として拒否されたのではないのです。あなたは，もはや，気まぐれに性的関係をもったり，映画を見に行ったり，夕食に出かけたりすることはできない立場になったということです。

　父親やパートナーの中には，妻の妊娠中に，気分障害や不安障害を経験中だったり，または過去にそのような経験をしたりした人がいるかもしれません。うつ状態や不安障害（特に強迫性障害）は，ストレスのかかる時期や睡眠不足のときに悪化するものです。妊娠中において，あなた自身のリスクを見極めることが大切です。

　うつ状態や不安症になってしまう父親とは一体どんな人なのでしょうか？　見た目はごく普通の父親です。見た目ではわかりません。妻がうつになると，パートナーのうつ率は24〜50％とかなりのものになります。カナダの研究では，妻の妊娠後期に男性の13.3％が，抑うつ症状が悪化していることがわかりました（Da Costa, 2017）。現在では，父親の10％が産後９カ月までに「中等度から重度の」うつ病を経験していることがわかっています（Paulson, 2010）。最も高い割合で見られるのは産後３〜６カ月です。パートナーにうつ状態や不安症の既往歴がある場合は，母親のうつ病の有無にかかわらずリスクが高いといえます。私たちは，すべての新米ママとパートナーが定期的にスクリーニングテストを受けることをお勧めします。

　うつ状態となった男女すべてが極端な悲哀を経験するわけ
ではありません。多くの場合，特に男性では，うつ状態はイ
ライラ，攻撃性，敵意として感じられることがあります。彼
らは距離を置いたり，家族を避けるために気晴らしを見つけ
たり，距離をとってかかわりをもとうとしないことがありま
す。これは明らかに人間関係や夫婦関係のトラブルのもとに
なります。

　ほかの一般的な症状としては，入眠困難などの睡眠不足に
つながる問題，食欲の変化，躁状態，心配が絶えない，以前
は楽しんでいたことに楽しさや喜びを感じられない，などが
あります。無力感や絶望感を感じる人もいます。新しく赤ちゃ
んが生まれ，経済的な負担が増えたことで，追い詰められた
ような感覚に陥ってしまうこともあります。うつ状態である
ことは，曇った眼鏡をかけているようなものです。見るもの
すべてが，眼鏡を介してフィルタリングされ，歪んでとらえ
られたりします。物事を否定的にしか受け取れないのです。

　また，父親のうつ状態は，乳幼児期や小児期の行動や情緒
の発達にも影響を与えます（詳細は，第7章の「[1] なぜ治
療は必要なのでしょう？」をご参照ください）。

　父親にできることはなんでしょうか？　サポートを受け
ましょう！　そして，正しい知識をもちましょう！　専門家
を見つけることです。パートナーや友人，家族が丁寧に話を
聞いてくれそうなら，話してみるのもよいでしょう。おしつ
けがましさのないサポートを見つけることが重要です。必要
な助けを得られることは，強さの証です。

　お父さんのサポートを専門とするウェブサイトを見つけるには，巻末の「リソース（情報資源）」を参照してください。

## ［1］心にとめておいてほしいこと

• あなたが彼女の病気を引き起こしたのではないし，病気を取り去ることもできません。

　　　周産期うつ病や不安症は診断可能な疾患です。誰が悪いわけでもありません。脳の化学反応が正常に戻れば，彼女は自分自身を取り戻すことができます。この彼女の闘いを応援し，手伝うのがあなたの仕事です。

• 彼女はあなたに「治して」ほしいのではありません。

　　　多くのパートナーは，自分が無力だと感じたり，問題を解決できないと感じたりして，イライラします。彼女はあなたに問題を取り除いてほしいのではありません。これは，部品を付け替えて水漏れを修理するようにはいきません。その場しのぎの解決策を提案してはいけません。これはそういう問題ではないのです。彼女はあなたに話を聞いてほしいだけなのです。

• あなたが彼女のそばにいてあげられるように，あなた自身が必要なサポートを受けてください。

　　　妻が闘病中や闘病の後に，パートナーのほうが落ち

込んでいるのをよく見かけます。あなたが、自分自身を大切にし、友人や家族、専門家からのサポートを受けることで、このような事態を避けることができます。パートナーのケアを休む時間を確保するようにしましょう。定期的に運動をするなどしてストレスを軽減することが大切です。あなたが不在の際には、彼女のために代わりのサポート役を見つけておきましょう。

- 自分のせいだと思わないでください。

　　イライラは、周産期のうつ状態や不安によく見られます。彼女の口撃のはけ口にならないでください。それは関係者の誰にとっても良いことではありません。彼女はあなたに傷つくようなことを言った後、罪悪感を感じています。もし、あなたが彼女の口撃を不当であると感じたら、そのことを冷静に説明してあげてください。

- 彼女と一緒にいるだけで、そして彼女のためにそこにいるだけで、大きく貢献しているのです。

　　彼女に必要なのは、あなたがそこにいて、応援していることを伝えることです。彼女が安心するのはどのような言葉なのか聞いてください。そして、頻繁にその言葉を言ってください。

- 現実的な期待をもちましょう。

　　うつ状態ではない産後の女性でも，夕食を作り，家の掃除をし，赤ちゃんの世話をするのは，現実的にいって難しいのです。彼女は自分が理想どおりにはできないことに罪悪感を感じ，また，あなたを失望させるのではないかと心配するかもしれません。子どもを育て，家事をすることは，彼女だけの仕事ではなく，あなたの仕事でもあることを彼女に思い出させてあげてください。

　　ふたりの関係や家族の絆は，この危機によって，これまで以上に強くなるでしょう。良い日もあれば悪い日もあります。徐々に，悪い日の頻度や深刻さは減り，調子の良い日も続きます。しかし，良い日が数日続いたからといって，「治った」と思ってはいけません。彼女が幸せな日常を過ごせるようになるまでには，何カ月もかかるかもしれません。

- 夜は寝かせてあげてください。

　　彼女は脳の健康のために，一晩に6時間以上の途切れない睡眠を必要としています。あなたの妻を早く元の状態に戻したいなら，この時間帯は妻の邪魔をしないように赤ちゃんの世話を代わってあげましょう。多くの父親やパートナーが，夜に赤ちゃんの世話をしたおかげで，赤ちゃんとの距離がぐっと近くなったと言っています。夜中に赤ちゃんと一緒に起きていられ

ない場合は，あなたの立場に代わる人を雇ってください。一時的に赤ちゃんの面倒を見てくれるベビーシッターや保育士がいれば，その費用対効果が十分見込まれます。

- 1つのチームとして行動しよう。

　治療計画がうまくいっているかどうかを彼女が理解するための手助けをしてください。「笑顔が増えた」とか「友達に電話するようになった」などの改善が見られたら，彼女に伝えてあげてください。時間が経っても改善が見られない場合は，あなたの心配を優しく伝え，次回の治療の予約に同行することを申し出てください。

## ［2］言っていいこと，言ってはいけないこと

### ●言っていいこと

- 私たちならきっと乗り越えられるよ。
- 私はここにいるよ。
- チームなんだから。
- どんなにつらくてもいつも一緒だよ。ひとりにしないよ。
- きっとよくなるよ。
- 何かしてほしいことがあれば言ってね。

　例えば，赤ちゃんの世話をしたり，温かいお風呂を

　　　いれてあげたり，癒しの音楽をかけてあげたり。

- あなたが苦しいと私もつらいよ。つらいよね。

- とても大切に思っているよ。

- 赤ちゃんはあなたが大好きだよ。

- 一時的なものだよ。

- きっと元気になるよ。

　　　回復してきているときには，以前のように戻ってい
　　ると思うことを具体的に指摘してみてください。例え
　　ば「笑顔が戻ってきたね」とか「我慢強くなってきた
　　ね」や「友達付き合いができるようになったね」など。

- 上手だね。

　　　具体的な例を挙げてみましょう。「子守唄とっても
　　上手だね 」とか，「赤ちゃんは君に足をくすぐられる
　　のが好きみたい」など

- とても良いお母さんだね。

　　　具体的な例を挙げてみましょう「赤ちゃんを見て笑
　　う君が好きなんだ」など。

- 君のせいじゃないよ。もし私のほうが病気だったら，
　君は私を責めないだろうし，私の面倒を見てくれるだ
　ろう。


## ●言ってはいけないこと

- こんなに幸せなことがあるっていうのに。

　　　彼女はすでに，幸せを感じるべきことがたくさんあ
　　るとわかっています。彼女がとても罪悪感を感じる理

由の1つは，それにもかかわらず，自分が落ち込んで
いるということです。それがうつ状態の性質というも
のです。

- リラックスするだけでいいのに。

　この提案はたいてい，逆効果です。彼女はすでに過
去に役立ったいろいろな対処法を試しており，それで
もリラックスできないことにイライラしています。不
安というものは，心拍数の増加，震え，視覚の変化，
息切れ，肩こりなどの物理的な反応を引き起こすホル
モンを作り出します。それは逃げようと思って逃げら
れるものではありません。

- 気持ちを切り替えなよ。

　それができるなら，とっくの昔にそうしています。
彼女はこのことで誰かを苦しめたいと思ってはいませ
ん。人はどんな病気からも，パッと抜け出せるもので
はないのです。

- 前向きに考えればいいんだよ。

　回復がそんなに簡単なことならいいですね。この病
気の性質上，ポジティブに考えることはできません。
うつ状態というものは，くもった暗い歪んだレンズを
つけているようなもので，周囲からのポジティブな情
報は遮断されてしまいます。世界中の，否定的で罪悪
感に満ちた解釈だけが知覚されます。この病気は，人
生の明るく，ユーモアや喜びに満ちた側面を見えなく
するのです。

## ［3］あるお父さんの体験

　これは，ショシャナの亡き夫であるヘンリーが，ショシャナのニュースレターに寄稿したものです。ショシャナが最初のうつ病が改善して，間もなくのことでした。

　　あなたは，長い１日を終えて，仕事から幸せな家族のもとへ帰ってきたところです。しかし，あなたは再び車に戻って立ち去りたくなるような光景を目の当たりにします。奥さんは泣いていて，赤ちゃんも泣いています。家は散らかっていて，夕食のことなんていうまでもありません。今日はどうだったかなんて，聞かないほうがいい。彼女の返事はいつも同じなのですから。「『お母さん』業なんてもういや」,「誰の母親にもなりたくない。昔の生活に戻りたい。また幸せになりたい」と。あなたは肩をすくめて，赤ちゃんを抱きしめに行きます。
　　そしてこう思うのです。「なぜ妻は，こんな気持ちになっているんだろう？」「なぜ赤ちゃんのことで自分と同じように幸せに浸れないんだろう？」「いつこの状態から抜け出すんだろう？」と不思議に思います。
　　あなたはひとりではありません。私は２年間，毎日そんな光景を見ながら生きてきました。毎度，私の忍耐力が試されていましたが，物事が再び「正常」

に戻ることを諦めませんでした。私は，この混乱の中にいる赤ん坊の娘に集中して，娘のためにここにいるのだ，と自分に言い聞かせていました。

　ゆっくりと，ゆっくりと，妻は病気から回復していきました。今では，2人がずっと望んでいた幸せな家庭を手に入れることができました。忍耐強く，寛容でいてください。きっとよくなります。

# 第5章

# 家族・友人の方へ

　愛する人が苦労したり苦しんだりするのを見るのはつらい
ものです。病気や回復の過程を理解するのは、混乱するし、
難しいことが多いです。周産期の気分障害や不安障害という
ものは確かにあって、それは彼女を衰弱させ、深刻な場合は
生命を脅かすことさえあります。あなたが学びを深めれば深
めるほど、ますます彼女をサポートし、助けることができる
ようになります。この章は、あなたを支援し、学んでもらう
ことで、あなたが治癒プロセスの一部になることを支援する
ことが目的となっています。

　赤ちゃんが生まれた後、家庭には多くの変化が起こります。
赤ちゃんの兄・姉は、これらの変化をいくらか予想している
かもしれませんが、お母さんそのものが変わってしまうこと

を予想しているわけではないでしょう。うつ病や不安の概念を理解するには幼すぎるきょうだいであっても，母親の行動が正常ではないことに気づく可能性は高いでしょう。

　子どもは，お母さんが泣いている，あるいは泣いていたということがあれば，たいていの場合，気がつくものです。お母さんがちょっとしたことで叫んだり，怒ったりしていたらそれにも気づくでしょう。もしかすると，お母さんが最近，ベッドの中にいることが多くなったり，公園に連れて行く元気がないことが増えたり，あまり笑っていなかったりといったことに気づくかもしれません。また，お母さんが宙を見つめていたり，あまり彼らに注意を払わなかったりするのにも気がつきます。子どもたちは，目の前にいるお母さんは，自分が今まで知っていたお母さんではないということがわかっているかもしれません。子どもたちは，何が起こっているかについての誠実で，明確な説明を必要としています。

　子どもたちとのコミュニケーションの道が開かれていることがきわめて重要です。可能ならいつでも，母親自身が子どもと話すべきです。パートナーやその他の大人たちが情報を付け加えてあげましょう。お母さんに何が起こっているかについて，子どもと話し合う際には，いくつか重要なガイドラインがあります。

## ［1］子どもとのコミュニケーション

- 大人でも「うつ」や「不安」という言葉は，よくわからないものです。そうした言葉の代わりに「悲しい」「怒りっぽい」「疲れた」「泣いている」「心配している」「機嫌が悪い」などの具体的な言葉を使いましょう。

- お母さんの病気や問題を引き起こしたのは子どもたちではないと安心させてあげましょう。つまり，子どもたちのせいでもないし，問題を防ぐために自分に何かできたわけでもないと伝えましょう。

- バイキンが原因の病気ではないことを伝えましょう。お母さんは誰かからバイキンをもらったわけではないし，誰かに感染させることもないということを伝えましょう。

- 子どもたちに，お母さんが医者やカウンセラーに診てもらったり，薬などの治療を受けたりしていること，お母さんはすぐによくなることを知らせてあげましょう。そしてお母さんは，具合が良くなったり悪くなったりしながら回復していくものだと教えましょう。

- お母さんのために何ができるか，子どもたちに聞いてみましょう。お母さんのためにきれいな絵を描いたり，「大好きだよ」と書いたメモを家のあちこちに置いておいたり，年齢に応じた家事を手伝ったりすることができるかもしれません。

- 本当のことを話しましょう。子どもたちはお母さんが「いつものお母さん」ではないことがわかります。だから，元気ではないときに元気だと言ってはいけません。お母さんも，率直で正直でなければなりません。例えば，明らかに悲しい様子のとき，悲しいと言っていいのです。悲しみという感情を，論理的，合理的に明らかにする必要はありません。感情とは人間の一部分です。悲しみを隠すこと（例えば，「ああ，これらは幸せな涙なのよ」と言うこと）は，悲しいと思ってはいけないのだ，というメッセージになるのです。

- 感情を見せることで，いかに自分を適切に表現するかということを子どもたちに教えることができます。このことで，子どもたちが傷つくことはありません。それどころか，将来に役立つ行動のモデルとなることができます。そして，助けを得ることによって，何か良くないことが起こったときには，それに対処することができる，ということを子どもたちに教えてあげていることになるのです。

　お母さんが子どもにどんなふうに伝えるとよいか，例を挙げます。

　　近頃，ママが泣いたり怒ったりすることが多いことに気がついたでしょう。体の中がきちんと働いていなくて，それがママの感じ方ややることに影響を

与えているの。ママはあなたをとても大事に思って
いるし，赤ちゃんのことも大事に思ってるの。これ
はあなたのせいでも，ほかの誰のせいでもないこと
も知っておいてほしいの。ママはできるだけ早くよ
くなるように，自分を大切にして，みんなに助けて
もらっているの。たぶん，良いときも悪いときもあ
ると思うけど，だんだんとよくなっていって，すっ
かり治ると思うの。またあなたと一緒に公園に行く
ことを楽しみにしているよ。ママはあなたがとても
大好きなのよ。

　血縁者かどうか，姻戚関係かどうかにかかわらず，家族や
友人の反応は，産後のお母さんたちのうつ状態の回復に重大
な影響を与えます。
　うつ病や不安を抱えているお母さんたちは，非難や拒絶を
恐れて，不快な感情をパートナーに話すことが怖くてできな
い，と感じることもあります。こうしたお母さんたちは，受
け入れる態勢を作れば，まずあなたに心を開いてくれるかも
しれません。一方，彼女がパートナーとオープンに話をして
いるとしても，両親，義理の両親，祖父母，きょうだい，友
人からの適切なサポートがあれば，回復のための最高の環境
となるはずです。
　女性が母親になると，うつ状態ではなくても，実母に仲間
になってもらって，認められたいと強く望むものです。実母
が亡くなっている場合，または実母とうまくいっていない場

合は，その空白を埋めることができる別の女性の存在が特に
重要になります。一般的にうつ状態の母親は，うつ病でない
母親よりもさらに脆弱であるため，周りの人から，特に大人
の女性からの十分すぎるほどの安心感を必要とします。

　一般的に，新米のお母さんは批判に敏感です。周産期の気
分や不安障害をもつ母親はさらに敏感なものです。新米のお
母さんの子育てをこまめにほめてあげて，特に子育てに関連
したネガティブなコメントは避けましょう。


## ［2］心にとめておいてほしいこと

• あなたには彼女を治すことはできません。

　　ほかの症状と同じように周産期の病気が治らないこ
とにもどかしさを感じるかもしれません。この病気は，
すぐれた治療を受けていたとしても，例えば中耳炎な
どとは経過が異なります。ほとんどの一般的な病状は，
着実によくなっていって消えるのに対し，この病気の
回復には，アップダウンがあります。

　　一般的に，女性は2歩進んでよくなったと感じた後，
1歩下がって「落ち込む」のです。うつ状態というのは，
自分がよくなっている途中だという視点を奪います。
ですから，落ち込んだとき，彼女は絶望的な気分にな
るかもしれません。彼女は，「振り出しに戻った」とか，
「よくなってなんかいない」と言うかもしれません。

　そんなとき，あなたは気分の落ち込みが一時的なものであることを彼女に思い出させることが重要です。彼女はよくなってきており，気分は軌道に乗って回復に向かっていることを伝える必要があります。気分の落ち込みがあっても，一歩後退したわけではなく，単にそれもプロセスの一部なのです。時間が経つにつれて，気分の落ち込みは短くなり，深くはならず，気分が良い時間が増えていくものです。全体的に正しい方向に進んでいる限り，それが最も重要だということに気づかせてあげましょう。

・寄り添うように，励ましてください。
　周産期の心の病気に苦しんでいる女性たちは，自分の気持ちを伝えるための言葉を見つけることができないと感じるものです。自分の考えを話してほしいと促すことは良いことである一方で，そうするよう強いることは，助けになりません。ぜひ批判せずに話を聞いてあげたい，というあなたの気持ちを伝えてあげてください。彼女は，自分の言うことが真剣に，敬意をもって扱われると感じることができたとき，心を開くことでしょう。何も話さなくても，一緒にいるだけでも大きなサポートになります。彼女が話すことができない，または話したくない場合でも，あなたがそこにいるだけでとても役に立つのです。

- 「今ここ」にとどまりましょう。

　回復の過程にある女性は，気分の浮き沈みが激しく続くので，このまま気分が良い状態が続くのだとは思えません。いつ自分の気分が変わるのかまったくわからないのです。彼女は，あなたのサポートをもはや必要としていないのではないか，とあなたに思われてしまうことを恐れて，あなたと楽しい時間を過ごすことに消極的になるかもしれません。最終的には，調子の良いときが続き，気分の落ち込みはなくなるのですが，そうなるまでには数週間，あるいは数カ月かかることもあります。あなたは，彼女がしばらくの間，気分の上がり下がりの波に乗っているのだということに理解を示し，彼女の心の準備ができていないうちに，サポートを突然やめてしまうことはない，ということを伝えて安心させましょう。

- 見た目に惑わされないでください。

　周産期の気分障害や不安障害は，見えない病気であることが多いです。女性たちは，外見上は普通に見えることが多いのです。化粧をして，アクセサリーを身につけて，さらに笑顔で「身なりが整っている」ように見えても，同時に強いうつや不安を抱えていることがあるのです。

　ときには，お母さんたちが落ち込んだり不安を感じたりすればするほど，外面ではそれを過剰適応しよう

とすることもあります。例えば，彼女たちが恥ずかしいと感じている場合，本音を隠そうと元気で活発に振る舞おうとすることがあります。大切なのは，母親たちが普段どうしているのかを聞いてみることであり，外見だけで決めつけないことです。ですから，ほかの家族から「でも落ち込んでいるようには見えない」という声を聞いたときには，周産期の病気に関しては，外見ではまったく判断できないものであることを教えてあげましょう。

## ［3］言っていいこと，言ってはいけないこと

### ●言っていいこと

- 私はあなたのそばにいるよ。
- つらい思いをされているようでお気の毒です。それはつらいでしょうね。
- あなたはできる限りのことをしています。

　　できるだけ具体的に言いましょう。例えば「赤ちゃんに微笑む姿がすてき」など。

- きっとよくなるよ。
- （皿洗いや洗濯などの作業）をしましょうか？
- 私も経験したことがあります。

　　あなたが本当に経験がある場合に限ります。覚えておいてください，これは普通のベビーブルースではあ

りませんし，数日では治まりません。実際に経験した
のでないなら，この言葉は言わないでください。

## ●言ってはいけないこと

- なんとかなるよ（気合いでのりきれ），がんばれ。
    適切な治療を受けないと，病気が慢性化したり再発
  したりするリスクがあるので，言ってはいけません。
- それくらいたいしたことじゃないよ。
    うつ病になると，何もかもが大変なことのように感
  じてしまいます。彼女は圧倒されていて，対処するこ
  とができません。ちょっとした家事さえ，あまりにも
  困難に思えているかもしれません。
- 幸せに思うことが山ほどあるでしょう。
    彼女もそれはわかっています。それなのにまだ落ち
  込んでいることに罪悪感を感じているのです。うつ状
  態になると，なかなか前向きになれないものなのです。
- もっと寝ればいいだけよ。
    睡眠は重要ですが，通常，それだけでは元気になり
  ません。
- 子どもから離れて少し休んだら？
    休憩は重要ですが，通常必要なのはそれだけではあ
  りません。
- 私もそういうときがあったよ。
    覚えておいてください，これはベビーブルースでは
  ありません。あなたが本当にこの病気で苦しんだこと

がない限り，あなたが「同じような経験をした」と言うことによって，彼女の経験を軽視してはいけません。
- 何世紀にもわたって女性は赤ちゃんを産んできました。
　そして，何世紀にもわたって，ある割合の女性はうつ状態になってきたのです！


## ［4］あなたにできること

- 夕食を作る。
- 赤ちゃん（ほかの子どもも）の世話をすることで，彼女が休めるようにする。
- 洗濯をする。
- 皿洗いをする。
- お昼ご飯を作る。
- 座って話を聞く。
- 掃除をする。
- 一緒に散歩する。
- 買い物に行ったり，代わりに用事をすませたりする。
- 感謝の気持ちを伝える（簡単な手紙を書いてもいいかもしれません）。
- 彼女のパートナーが家にいない場合は，彼女が眠れるように夜の子守りをする。

# 第6章

# 医療従事者の方へ

　妊娠中や産後の女性の生活にかかわるすべての人に，この情報は必要となることでしょう。

　この本を読んでいるということは，あなたが思いやりと配慮のある専門家であるのだと思います。この大切な時期に，あなたが教え，導くことは，周産期の気分障害をもつ女性たちの心身の健康に大きな影響をもたらすこととなるでしょう。このような女性たちの症状を低すぎず高すぎず評価することが重要です。ほかの一般的な周産期の出来事のように，例えば，妊娠糖尿病などと同じように扱いましょう。

　この章では，私たちが診断や治療について，これまで受けてきたよくある質問への回答を記述しました。

　苦悩を抱えた女性たちが医療機関や相談機関に相談に訪れ

110

て出会うのは，受付や看護スタッフも含まれるため，スタッフ全員が本書の情報を熟知していることがとても大切です。

　また，プライマリ・ケア・プロバイダー[1]（開業医，内科医，整体師，カイロプラクター），小児科医，産婦人科医，助産師，精神科医，バース・ドゥーラ，産後ドゥーラ[2]，訪問看護師[3]，ラクテーション（授乳）コンサルタント[4]，出産コンサルタント（バースエデュケーター）[5]，新米の親グループ（育児サークル）のリーダー，そのほかの専門家と項目をわけて述べます。

　（妊産婦が）苦悩しているという警告サインは，必ずしもはっきりしたものではないことを覚えておいてください。恥

---

[1]　アメリカでは，州の法律の下でヘルスケア・サービスを提供することを許された医者，看護師，専門看護師や，医師助手などのことを指します。通常，患者と長期の関係を維持しながら，治療やアドバイスを提供します。※日本では，いわゆる「かかりつけ医」などがこれに該当するのではないかと思われますが，制度化はされていないようです。

[2]　ドゥーラについては巻末の「用語」を参照。

[3]　訪問看護は，病気や障害をもった人が住み慣れた地域でその人らしい療養生活を送れるように，看護師等が生活の場へと訪問し，療養上のお世話，医療処置，ターミナルケア，医療機器の管理，リハビリテーションといった各種支援を提供するサービスです。それを担う看護師を訪問看護師といいます。※日本では，訪問看護師は，厚生労働省が推進する地域包括ケアシステムにおいて，在宅での医療と介護をつなぐ専門職として位置づけられているようです。

[4]　巻末の「用語」を参照。

[5]　赤ちゃんが生まれる前に，病院，コミュニティセンターなど，さまざまな場所で行われる「出産前に開かれるクラス」で，女性とその家族が妊娠の身体的および感情的な変化をよりよく理解するのを助ける役割を担ったり，情報提供を行ったりします。※日本では，出産前に行われる「母親学級」「両親学級」を運営する助産師や保健師が相当するのではないかと思われます。

ずかしさ，罪悪感，ためらいなどから，女性が自分の気持ち
を隠すことがあります。倦怠感，頭痛，夫婦関係の問題，赤
ちゃんがムズかるなど，より「他人に受け入れられ，共感し
てもらえそうな」不平不満を訴えることもあります。ある女
性が笑顔であったり，身だしなみが整っていたりするからと
いって，気分が良いのだと思い込んではいけません。これは
見えにくい病気なのです。

　PMAD（perinatal mood and anxiety disorder：周産期の
気分障害・不安障害）には，リスク要因が存在しますが，病
気になる人の「タイプ」は特にありません。標準化されたス
クリーニングが役立つことがわかっています。

　イギリスでは全産婦にエジンバラ産後うつ病質問表
（EPDS）を用いたスクリーニングが実施されています。ま
た現在，アメリカの多くの州では，PMADのスクリーニン
グを義務づけています。

　アメリカ産科婦人科学会（American College of Obstetri-
cians and Gynecologists），アメリカ小児科学会（American
Academy of Pediatrics），アメリカ家庭医学会（Amecian
Association of Family Practice）はいずれも，周産期スクリー
ニングを推奨しています（詳細は，この後のスクリーニング
に関する項を参照してください）。

　質問するということが，パンドラの箱を開けるようなこと
になるのではと，あなたは不安を感じるかもしれません。彼
女たちは，悪い母親だと非難されていると感じ，防衛的にな
るかもしれません。しかし，ただ事実として淡々と話すよう

にすれば，彼女たちはメンタルヘルスの問題が恥ずかしいことではないと理解し，情報を受け入れることができるでしょう。

　彼女は，考える「脳」というものが，必要ならば助けのいる体の一部であることに「気づく」でしょうし，長期的には，あなたが良質な医療を提供するための近道となるでしょう。

## ［1］文化と言語について

　周産期の気分障害および不安障害が起こるのは世界中どこでも同じですが，それに対する反応は文化によって異なります。例えば，羞恥心が大きな個人の脅威となっている文化の女性たちに，自分たちの症状について話してもらうためには，安心感を与える必要があります。

　こうした障害を支援する者は，非言語的コミュニケーションが文化によって異なることも考慮すべきです。例えば会釈するということは，理解したことを示すこともあれば，「先生」に言われたのでうなずいた，というだけのこともあります。また，過度な期待をされないように，自分の役割を明確にすることも重要です。

　問診を取るときや，評価表を記入するときには，社会文化的背景と教育水準を考慮する必要があります。ストレスの種類やそれに対する認識・対応は，個人の文化的背景により異なるものです。これらは，どのような治療法を採択すべきで

あるかを勧告する際に，女性の返答に影響してくるでしょう。

　患者に合わせて問診を簡単なものにしたり複雑なものにしたりすべきですが，教育を受けた女性のほうが，自分の状態をよく理解していると思い込んではいけません。例えば，患者が高学歴であっても，「あなたは産後うつだと思いますか」というような自己診断につながるような質問をするのは避けましょう。その患者はその言葉の意味について先入観をもっているかもしれません。その代わりに，彼女の気分や行動について具体的な質問をすることで，その情報を引き出すことができます。質問については，この章で後ほどとりあげます。

## ［2］言っていいこと，言ってはいけないこと

### ●言っていいこと
- このような感覚はよくあることです。
- これは治療可能です。
- きっとよくなりますよ。
- あなたに役立つ情報があります。

### ●言ってはいけないこと
- これは正常（普通のこと）です。

　　抑うつや不安はよくあることですが，普通のことではありません。

- 新米ママの会（育児サークル）に参加しましょう。

  母親たちが臨床的に抑うつや不安を抱えている場合，そのグループのリーダーの対応次第では，悪い結果になることもあります。抑うつ状態の母親たちは，すでにほかの新しい母親たちと自分を比較して，自分は不適格で，能力も劣ると感じているので，「正常」な新米ママのグループの中で，疎外感を強める可能性があります。

  もしグループのリーダーが（本書を読んでいる人のように）細やかな心遣いができ，気分障害の問題について話し合っているとわかっているなら，この母親はそのグループに参加しても問題ないでしょう。理想をいえば，産後のうつと不安をもつ母親だけのためのグループに参加すべきでしょう。私たちのクライアントの多くは，通常の，新米ママの事情について話し合うグループと，より困難な感情をオープンにするグループの両方に参加しています。

- 旅行に行きましょう。

  場所を変えて気分転換するのは良いことですが，うつ状態の母親たちの脳内物質の変化は，相変わらずかもしれません。お金を投資して，赤ちゃんと離れて，その旅行では「治らなかった」と失望すれば，実際，彼女の不安や落ち込みがひどくなることでしょう。

- ちょっと運動してみましょう。

  うつ状態のお母さんたちの多くは，打ちひしがれた

状態です。哺乳瓶を洗うのもシャワーを浴びるのも
やっとだという人もいます。ジムに行くことなどでき
ません。運動だけではうつ状態は治りません。家を出
てちょっとした散歩ができるようになったときには，
励ましてあげましょう。それまでは，この言葉は，プ
レッシャーになるだけです。

- 自分の好きなことをしたら？

　これは，良いことのように思えますが，これも，う
つ状態の人の脳内物質を調整することはできないで
しょう。「自分のために何かしてあげましょう」とい
うのは，治療計画の流れの1つとして提案されるべき
ことであり，手っ取り早い解決策として示されるべき
ではありません。

- 赤ちゃんが寝ているときに寝ましょう。

　うつ状態ではないお母さんたちであっても，日中に
赤ちゃんが昼寝をしているときには，なかなか眠れな
いことがあります。特に不安度の高いお母さんたちに
とっては，それは不可能なことです。何よりも大切な
のは，夜間に赤ちゃんが寝ているときに寝ることです。


## ［3］スクリーニングテストについて

　私たちは，エジンバラ産後うつ病質問票（Edinburgh
Postnatal Depression Scale：EPDS）(Cox, 2014) のような，

周産期用として設計・検証され，標準化されたスクリーニングツールを使用することを推奨します。EPDS は 70 以上の言語に翻訳され，世界中で使用されています。一般的なうつ病のスクリーニングも使用されており，周産期での使用が検証されています。Patient Health Questionnaire（PHQ-9）もその１つです（Sidebottom, 2012）。PHQ-9 の使用は増加しており，多くの医療提供者は PHQ-9 に精通しています。すぐに使用できるように，非公式ながら，簡単なスクリーニングテストもあります。本書では，高度な訓練を受け，周産期の気分障害や不安障害の分野を専門とする心理療法家のことを周産期心理療法士と呼びます。

## ［4］周産期スクリーニングテスト

　出生前スクリーニングテストの開発がなされてきました（巻末の「リソース（情報資源）」を参照してください）。時間が限られていてスクリーニングテストを実施できない場合は，次項の「妊娠前・妊娠中のリスクアセスメント」の質問を行うとよいでしょう。最低でも，アスタリスク（＊）のついている最も確実性の高い尺度に関する質問は行いましょう。精神疾患の既往歴／家族歴，過去の PMAD（周産期気分および不安障害），および重度の月経前気分症状についての質問です。

　EPDS や PHQ-9 を用いた出産前スクリーニングテストは，

出産前の抑うつや不安の症状をもつ女性たちを発見すること
ができます。この症状は治療が必要であり，また，産後の気
分障害や不安障害のリスクが高くなります。


## ［5］妊娠前・妊娠中のリスクアセスメント

●警告サイン
- 約束（予約）を忘れる，来ない
- 過度の心配性（自分の健康や胎児の健康について）
- 異常に疲れているように見える
- 泣く
- 著しい体重の増減
- 原因不明の体調不良
- 昔のトラウマに関するフラッシュバック，恐怖，悪夢
- 自分は良い母親になれないのでは，と心配している


●質問しましょう
　〈注意事項〉クライアント／患者が周産期の障害があった
としても，正式に診断を受けたことがなかったら，このこと
には気づかないかもしれません。きちんと判断するために，
診断用語を使わずに，経験したことを具体的に尋ねることも
必要です。
　女性が以下の質問のいずれかに「はい」と答えた場合，
PMAD のリスクが高くなります。

《必ずすべき質問》

＊今までで，落ち込んだり悲しんだりしたことや，極度の心
配性，パニック発作，何度も同じことを考えてしまったり，
してしまったりして困ったことはありませんでしたか？
極端な気分のムラがあったり，現実感の喪失や，摂食障害
などを経験したことはありませんか？

　気分障害や不安障害の病歴のある女性には，周産期症
状の発現のリスクが高いことを伝える必要があります。
そのリスクを最小限にする行動の計画を立てるために，
周産期心理療法士を紹介しましょう。双極性障害や精神
病性障害の既往歴のある女性は，妊娠中や産後の薬の調
整・観察のために，精神科医に改めて紹介しましょう。

＊服用中のお薬（処方薬・非処方薬）やビタミン剤，ハーブ
はありますか？（大麻〈マリファナ〉などの薬物を使って
いませんか？）

　不眠症，不安，悲しみなどの気分障害のような症状が
あって，民間療法を行っている女性は，周産期心理療法
士のアセスメントを受けたほうがよいでしょう。なかに
は，情緒的な苦痛を和らげるためにカフェイン，タバコ，
大麻，ハーブ，アルコール，薬物を使用する人もいます。

＊過去に妊娠中や産後の気分障害や不安障害があったことは
ありますか？

　この質問に「はい」と答えた女性は，再び PMAD に

なるリスクが非常に高いです。そのような女性たちは，周産期の症状が再発するリスクを減らしたり，予防する行動計画を立てたりするため，周産期を専門とした医師や臨床心理士（公認心理師）に紹介しましょう。

＊これまでに，うつ病や不安障害，気分障害のために何らかの薬を服用したことがありますか？

　　もしそうなら，周産期の気分障害や不安障害を発症するリスクについて，彼女に教えましょう。妊娠中や産後，注意深く観察して見守ってください。そして，すでに症状がある場合は，周産期を専門とした医師や臨床心理士（公認心理師）へ相談するよう紹介しましょう。

＊重度の月経前気分症状（PMSやPMDD）を経験したことはありますか？

　　ホルモンの変化によって気分の変動がある女性は，妊娠中や産後にはホルモンが劇的に変化するため，明らかにリスクが高くなります。女性たちにはそのリスクを伝えたうえで，妊娠中や産後の観察を注意深く行いましょう。

＊家族に精神疾患（診断・未診断問わず），精神科入院，自殺の既往歴がありますか？

　　もし「はい」ならば，そのリスクについて伝え，妊娠中や産後の観察を行いましょう。

**《そのほかの質問》**

- 薬物乱用の既往歴や家族歴はありますか？
- 妊娠中の場合，身体的，また精神的に，調子はどうですか？
- 十分な精神的・身体的サポートを受けていると感じていますか？
- 妊娠や出産に関連したトラウマ（または精神的，性的，身体的虐待）を受けたことがありますか？
- 現在，人生の大きなストレス（例えば，引っ越し，転職，死亡，経済的な問題など）を経験していますか？
- あなたや胎児に健康上の問題はありましたか？

　　双子，三つ子など，多胎出産をすると，母体は産後のうつや不安のリスクが高くなります。

- 甲状腺疾患の既往歴，または家族歴はありますか？


# ［6］産後のスクリーニングテスト

　産後うつ病のスクリーニングテストは数多くあります。(巻末「リソース（情報資源）」を参照)。これらはほぼ，待合室で情報端末を使っても，自分でも簡単に記入することができます。また，スマートフォンやアプリ，インターネットを使って回答することもできます。

　エジンバラ産後うつ病質問票（EPDS）は，1987 年に John Cox 博士らによってイギリスで開発されたもので，10 問の自己記入式スクリーニングテストです。これは，多くの

言語に翻訳されており，世界中で使用されています。このテストには,3つの質問に簡略化されたバージョン[6]もあります。

2002年，Cheryl Beck博士は産後うつスクリーニングスケール（PDSS）[7]を開発しました。PDSSは，産後のうつと不安の両方を正しくテストするものです。PDSSは，短い形式のものと長い形式のものがあり，長い形式を使用した場合，合計スコアは7つの症状尺度に分けることができます。ある特定症状のスコアが高ければ，通常よりも苦しい状態であることを示します。この症状尺度とは，睡眠／摂食障害，心配／不安，情緒不安定（気分の揺れ），精神的混乱，自己喪失，罪悪感／羞恥心，自殺念慮の7項目です。

PDSSは，睡眠障害，精神錯乱，不安などの症状をもつ女性を見つけ出す可能性が高いものです。Patient Health Questionaire-9（PHQ-9）[8]は，もともとは家庭医でうつ病の

---

6) 1. I have blamed myself unnecessarily when things went wrong ／ 2. I have been anxious or worried for no good reason ／ 3. I have felt scared or panicky for no very good reason ／ 1. うまくいかないことがあったときに，むやみに自分を責めてしまったことがある。／ 2. 理由もなく不安になったり，心配になったりしたことがある。／ 3. あまり理由もなく怖くなったり，パニックになったりしたことがある。

7) 参考：https://www.wpspublish.com/pdss-postpartum-depression-screening-scale ／ https://pubmed.ncbi.nlm.nih.gov/11480533/

8) 日本語版：村松公美子：Patient Health Questionaire (PHQ-9, PHQ-15) 日本語版および Generalized Anxiety Disorder -7 日本語版─up to date─, 新潟青陵大学大学院臨床心理学研究 , vol.7, 35-39, 2014

※日本における周産期のスクリーニングテストおよびその評価については，日本周産期メンタルヘルス学会の「周産期メンタルヘルスコンセンサスガイド」（http://pmhguideline.com/consensus_guide.html）の CQ1，CQ2，CQ4，CQ15 をご参照ください。

スクリーニングに使用するために作られたものですが，現在
では周産期医療の現場でも広く使用されています。

　スクリーニングのカットオフスコア（陰性・陽性を分け
る境目となるスコア）は，スクリーニングを受ける人の文化
に左右されることがあります。潜在的な否定的な感情や苦痛
を認めたがらない文化もあります。


## ［7］産後のリスクアセスメント

　産前のスクリーニングを受けていない産後の患者さんに
は，産後リスクアセスメントとともに，前述の「妊娠前・妊
娠中のリスクアセスメント」の＊印の質問を行ってください。

### ●母親の警告サイン

- 約束（予約）を忘れる・来ない
- 過度の心配性（自分の健康や赤ちゃんの健康について
  心配していることが多い）
- 異常に疲れているように見える
- 予約に，支援者につれてきてもらう必要がある
- 著しい体重の増減
- 原因不明の体調不良
- 母乳の出が悪い，または授乳の問題（甲状腺機能障害
  または PMAD の可能性がある）
- 自分の幸福についての質問を避けたり，はぐらかした

りする

- 泣く
- 赤ちゃんを抱っこしようとしない，赤ちゃんに触れたり対応したりすることに異常な不快感を感じている
- 他人に赤ちゃんの世話をさせたがらない
- 問題がないにもかかわらず，赤ちゃんへの過剰な心配（例えば，十分に食べているか，発達はどうか，体重は増えているかなど）
- こだわりや強迫観念（例えば，赤ちゃんの授乳や睡眠のスケジュールについて）
- 自分や赤ちゃんの容姿を過度に気にする
- 赤ちゃんが自分のことを好きではないとか，自分は良い母親ではない，と言う
- パートナーのサポート不足をうったえる

## ●赤ちゃんの警告サイン

- 著しい体重の増減
- 認知・言語発達の遅れ
- 母親に対しての反応が低下している

## ●聞くべき質問

- 調子はどうですか？（はじめまして！）

　　この質問をしている間，彼女とよく目を合わせてください。

- ママになった感想は？

　　赤ちゃんの世話がうまくいっていないと感じている
女性や，赤ちゃんの世話が嫌いな女性は，落ち込んで
いる可能性があります。

- 特に気になることはありますか？
- 夜の睡眠はどうですか（質・量）？

　　「正常な」思考と機能を発揮するためには，理想的に
は1日6時間の途切れない睡眠が必要です。

- 夜，みんなが寝ているときに一緒に寝て，ずっと寝て
いられますか？

　　睡眠の問題は，あらゆる気分障害や不安障害に共通
しています。あまりにもエネルギッシュに感じたり，
睡眠の必要性をあまり感じなかったりする場合は，双
極性障害の可能性があります。

- 赤ちゃんはよく眠りますか？

　　乳児の睡眠不足は，母親のうつ状態や不安と関連し
ています。

- 夜，赤ちゃんが起きたときに対応するのは誰ですか？
- あなたと一緒に寝ているのは誰ですか？

　　いびきやペットなど，ほかにも睡眠の妨げとなる原
因はありますか？

- 異常な思いつきや考えに怯えてしまうことはありませ
んか？

　　もし，「はい」ならば，周産期心理療法士か精神科
医を紹介して，すぐに診てもらいましょう。思考は正
常であることもありますが，強迫性障害（緊急性は低

い）または精神病性障害（緊急）の可能性もあります。

- 身体的および精神的なサポートを十分に受けていますか？

  家族や友人がよくサポートしてくれている場合は，良い結果をもたらします。

- いつもの自分自身のように感じていますか？

  PMADの女性はしばしば，いつもの自分のように感じない，または性格が変わったようだ，と言います。

- 食欲はどうですか？

  食欲の著しい変化は警告のサインです。体重の急激な減少や増加がないか確認してください。

- 何をどのくらいの頻度で食べていますか？

  第3章の「食べること」の項を参照してください。

- 母乳や搾乳で授乳をしている場合，その様子はどうですか？

  母乳の出が悪いということは，甲状腺機能障害，あるいは不安がある可能性があります。

- 粉ミルクを使用している場合は，いつ，どのくらいの速さで断乳（母乳をやめる）しましたか？

  急な断乳はPMADを引き起こす可能性があります。

- 最近の生理はいつですか？

  出産後の最初の月経は，PMADを誘発する要因となります。

- 普段から薬やハーブを飲んでいますか？

  不眠，不安，悲しみ，疲労感など，気分障害や不安

障害を示すような症状で民間療法をしている女性は，
周産期を専門とする医師か臨床心理士（公認心理師）
にみてもらう必要があります。

- 普段よりも気分が変わりやすい感じがする（涙が出る，
イライラする，心配になる）ことはありませんか？

　　これは気分障害ではよくあることです。症状の詳細
なリストについては，第2章を参照してください。

- あなたや赤ちゃんにこれまで何か健康上の問題があり
ましたか？

　　問題があると，気分障害や不安障害のリスクが高ま
ります。

- 赤ちゃんに対してどのように感じていますか？

　　親しみやつながりを感じていない，あるいは怒りを
感じているなどがあれば,産後うつ病かもしれません。
赤ちゃんに関することで不快感がある場合は，不安や
強迫性障害の可能性があります。赤ちゃんが悪魔や悪
霊にとりつかれていると考えている場合は，精神病性
障害の可能性が高く，精神科の緊急事態である可能性
があります。


## ［8］心理療法士（臨床心理士,公認心理師),心理学者（精神分析医),ソーシャルワーカーの方へ


メンタルヘルスケアの立場なら，妊娠前の女性や夫婦に対

して，妊娠前の計画や周産期のセーフティネットを作成し，その要員となるという重要な役割があります。そのためには，リスク因子やリスク因子を減らす方法に関する最新の情報に精通していることが不可欠です。心理療法，病気の再発，周産期女性に推奨される薬物療法に関する研究の最新情報に精通しておきましょう[9]。本人が症状に気づけるよう促し，医療従事者と協力して，彼女を助けることができます。巻末「リソース（情報資源）」にある情報を，彼女や医療提供者に提供できるようにしておきましょう。

## ［9］プライマリ・ケア・プロバイダー（開業医，内科医，整体師，カイロプラクター）の方へ

　プライマリ・ケア・プロバイダーはふつう，患者さんとは長い付き合いがあります。あなたは彼女の心身の健康歴をよく把握しています。これは，あなたが，彼女の妊娠前のリスクを評価し，適切な方向性を示すのに有利な立場にあるということです。あなたの診療所は，妊娠や産後の気分の問題が発生した場合に，安全な避難所となることができるかもしれません。巻末の「リソース（情報資源）」の情報を提供できるようにし，また周産期の気分や不安障害についての訓練を

---

9) 日本における周産期の心理療法および各種療法については，日本周産期メンタルヘルス学会の「周産期メンタルヘルスコンセンサスガイド」（http://pmhguideline.com/consensus_guide.html）　の CQ4，CQ13，CQ18 をご参照ください。

受けた近隣の専門家への紹介ができるようにしておいてください。

　妊娠中または妊娠を計画していて向精神薬を服用している女性は，周産期の障害を専門とする精神科医に相談し，投薬を継続するか，慎重に離脱するかを判断してもらうよう勧める必要があります。推奨する方法は，それぞれの女性の病歴に基づいて異なります。双極性障害や精神病で投薬中の女性は，周産期精神科医を必ず紹介して，投薬計画を立てるべきです。このような女性は，病気のリスクを減らすために，妊娠中から産後まで注意深く観察する必要があります。


## ［10］小児科医および新生児科医の方へ


　親というものは，あらゆる分野で子どもの幸福のためにアドバイスを求めています。あなたが発する言葉には力があります。小児科受診の目的は赤ちゃんですが，両親の精神的な健康状態が家庭内の子どもの発達に多大な影響を与えることはよく知られています。母親が妊娠中に薬を服用していた場合は，可能な限り，赤ちゃんは元気で，離脱症状や新生児合併症を起こしていないことを両親に伝えて安心させてあげてください。母親が抗うつ薬を服用しながら赤ちゃんに母乳を与えたい場合は，サポートしてあげましょう。うつ病や不安を抱えている母親は，母乳や搾乳の授乳期間が短いことがわかっています (Pope, 2016)。彼女たちは，励ましと支援がな

ければ，投げ出してしまいやすいのです。薬物療法を受けているお母さんは，未治療のお母さんよりも長い期間母乳を赤ちゃんに与えています (Grzeskowiak, 2014)。

　赤ちゃんが集中治療室に入っている親は，うつ状態や不安症となるリスクが高いので，特別なサポートとスクリーニングが必要です。早急に PMAD の訓練を受けた専門家を紹介しましょう。(巻末「リソース（情報資源）」にある情報を提供しましょう)。

　標準化された産後スクリーニングツール[10]を使用することを推奨します。女性は，出産後の 1 年間を通して問診を受けるべきです。診察が産後 1 年より前に終わるなら，後で必要になった場合に備えて，紹介先の情報を伝えておきます。

　すでに投薬中の女性や，精確な診断を必要とすると診断した女性は，一度 PMAD を専門とする精神科医を紹介すべきです。スクリーニングは，子どもが 1 歳になるまでの間の通院中は継続してきちんと行われるべきです。

## ［11］産婦人科医，助産師，
## 　　　その他女性のための医療従事者の方へ

　あなたの診療は，妊娠中ずっと女性たちにとって，慰めと

---

10)　日本における周産期のスクリーニングテストおよびその評価については，日本周産期メンタルヘルス学会の「周産期メンタルヘルスコンセンサスガイド」(http://pmhguideline.com/consensus_guide.html) の CQ1, CQ2, CQ4, CQ15 をご参照ください。

アドバイスの源となってきました。このような親密な関係から，苦悩している女性があなたに助けを求めてくる可能性は高くなるでしょう。しかし，多くの女性は，具体的に尋ねられない限り，ネガティブな感情や心配事を打ち明けようとはしません。新生児を亡くしたことのある女性には，モニター（見守り）とさらなるサポートが必要です。PMADの訓練を受けた専門家を紹介できるようにし，巻末「リソース（情報資源）」にある情報を提供できるようにしておきましょう。また，定期的にフォローアップしてください。

　妊娠中または妊娠を計画していて向精神薬を服用している女性には，薬を継続するか変更するかを判断するために，周産期精神科医に相談するよう勧めます。双極性障害や精神病性障害で投薬中の女性は，必ず精神科医を紹介して投薬計画を立てるべきです。このような女性は，妊娠中から産後まで注意深く見守る必要があります。

　標準化された産後スクリーニングテスト[11]を使用することをお勧めします。女性は出産後1年間を通して経過観察されるべきです。最後の診察が産後1年より前の場合は，後で必要になった場合に備えて，紹介先が決まっていることを確認してください。

　すでに投薬中の場合や，さらなる医学的評価が必要と判断

---

11）日本における周産期のスクリーニングテストおよびその評価については，日本周産期メンタルヘルス学会の「周産期メンタルヘルスコンセンサスガイド」（http://pmhguideline.com/consensus_guide.html）のCQ1，CQ2，CQ4，CQ15をご参照ください。

した場合は，PMADを専門とする精神科医を紹介すべきです。

## ［12］精神科医の方へ

　あなたは向精神薬を使いこなす専門家です。そのため，多くの周産期の女性はPMADの評価と治療[12]のためにあなたのところに紹介されます。あなたはこの治療チームにおいて重要な役割があります。

　妊娠・授乳期における薬物療法[13]に関する研究結果や推奨事項は常に変化しています。最近，周産期の気分障害や不安障害に対する薬物管理の分野でいくつかの重要な知見があります（これについては第7章で後述します）。もしあなたが服薬管理のみを行っている場合は，PMADの訓練を受けた心理療法士[14]を紹介するようにしましょう。

---

12) 日本における周産期のスクリーニングテストおよびその評価については，日本周産期メンタルヘルス学会の「周産期メンタルヘルスコンセンサスガイド」（http://pmhguideline.com/consensus_guide.html）のCQ1，CQ2，CQ4，CQ15をご参照ください。
13) 日本における周産期の服薬については，CQ7〜12，CQ14をご参照ください。
14) 日本では，臨床心理士や公認心理師がこれにあたります。

132

## ［13］ ドゥーラの方へ

　研究により，ドゥーラの利用が産後うつの軽減に役立つことが示されています (Gjerdingen, 2013)。あなたは，出産時の介助者として，出産前のリスクをスクリーニングし，気分変調の早期警告サインを監視することができる，ほかに類を見ない立場にあります[15]。例えば，「妊娠前・妊娠中のリスクアセスメント」を行って，以前にトラウマとなる出産や幼少期の性的虐待がその女性にあったことを発見した場合，彼女は今後の出産でフラッシュバックを経験するかもしれません。周産期の気分障害の訓練を受けた近隣の専門家の情報と，巻末「リソース（情報資源）」にある情報が役に立ちます。

　妊娠中または妊娠予定で，向精神薬を服用している女性には，薬を継続するか，またはゆっくりと断薬するかを決めるために，PMAD を専門とする精神科医に相談することを勧める必要があります。推奨される方法は，それぞれの女性の病歴に基づいて異なります。双極性障害や精神病性障害で投薬中の女性は，投薬を継続していても再発の危険性が高いため，妊娠中から産後にかけて注意深く見守る必要があります。

　可能なら前もって，出産や産後について特に気になること

---

15) 日本における看護師・保健師などの動きについては日本周産期メンタルヘルス学会の「周産期メンタルヘルスコンセンサスガイド」(http://pmhguideline.com/consensus_guide.html) の CQ19，CQ20 を，他業種連携については，CQ3，CQ 5，CQ6，CQ16，CQ17 をそれぞれご参照ください。

がないか，女性に聞いてみるとよいでしょう。そうすれば，
彼女の精神的な健康についての手がかりとなる情報を話して
くれるかもしれません。自分には，出産や産後に起こりうる
さまざまな感情を素早くキャッチすることができることを，
女性に伝えましょう。

　あなたのサービスを利用するすべての女性に妊娠前および
妊娠リスクアセスメントを使用してください。産後もその女
性を見続ける場合は，産後リスクアセスメントを使用してく
ださい。この情報は，おしゃべりしながら密かに収集するこ
ともできることを覚えておいてください。スクリーニングす
るために必要な質問と関連する情報に精通していてください。

## ［14］産後ドゥーラと訪問看護師の方へ

　あなたには，母親の家の様子や社会環境を目にする機会が
あります。そしてそれは，彼女の幸福と家族関係に重要な情
報をもたらす機会でもあります。例えば，パートナーのサポー
トの欠如や夫婦間の不和の兆候に気づいた場合には，母親は
PMADのリスクがより高いと考えられます。彼女の家が異
常にきちんとしていてきれいな場合，家事をしている人は誰
でしょうか。例えば，彼女が執拗に掃除したり，夜中に起き
て掃除機をかけたりしている場合は，正常な状態ではありま
せん。

　女性が癒され，安全であると実感できるように，カーテン

を開けて光が入るようにしたり，健康的な食事をとっている
かどうかを確認したり，不要な騒音を取り除いて家の中を
より穏やかで落ち着いた雰囲気にするなど，気を配りましょう。

　産後の女性で出産前のスクリーニングの機会がなかった場
合は，EPDS や PHQ-9 のような標準化された産後スクリー
ニングテストを使用することをお勧めします。

　女性は産後の 1 年間は継続して評価されるべきです。最後
の訪問が産後 1 年未満の場合は，後で必要になった場合に備
えて，彼女が紹介先の情報をもっているかどうかを確認して
おきましょう。

　すでに薬を服用している場合や，あなたが医学的評価を必
要とみた場合，PMAD を専門とする精神科医に紹介される
べきです。 PMAD のトレーニングを受けた近隣の専門家へ
紹介できるようにし，巻末の「リソース（情報資源）」の情
報を利用できるようにしましょう。


## ［15］ラクテーション・コンサルタント
## （授乳相談員）の方へ

　ラクテーション・コンサルタントの役割は，表面的には授
乳の仕組みという一側面にしか関係していないと思われるか
もしれません。しかし，あなたは大きな感情的サポートを母
親たちに提供してもいることでしょう。あなたは，産後数週
の間，初めて母親と赤ちゃんに会う専門家かもしれません。

　この傷つきやすい時期に，母親と親密な関係を築くことで，

隠れているかもしれない精神的問題をよく見て，耳を傾けることができます。産後のお母さんは，あなたのアドバイスを注意深く聞き，あなたを信頼しています。お母さんそれぞれが自分にとって何が正しいかを決める手助けをすることがとても重要です。

　お母さんの身体的，精神的な健康が低下している場合，それは明らかに赤ちゃんのためによくありません。新生児のお母さんがセルフケアをするかどうかについて，あなたは大きな影響力をもっています（例えば，少なくとも週に何日か，夜6時間の途切れない睡眠をとるなど）。週の半分，母親に代わって誰かがこの6時間，赤ちゃんの授乳をする必要があるかもしれません。

　母乳育児が難しい場合は，性的虐待，出産のトラウマ，強迫性障害，抑うつ，不安などと関連している可能性があります。抑うつや不安を抱えている女性は，より早く母乳育児をあきらめてしまいます。精神的な健康状態が改善すると，母乳育児の期間が長くなることがよくあります。また突然の断乳は，特に女性にその素質がある場合には，気分障害や不安障害を促進することがあります。女性がすでに苦しんでいる場合は，突然の断乳は症状を大幅に悪化させる可能性があります。特にその女性が抑うつ的で，自己否定的に感じている場合，母乳育児が続けられなくなった時点で，断乳は非常に大きな罪の意識となります。そのときにあなたが何を言うか言わないかで，母親としての気持ちに大きな違いが出てきます。

　多くの専門家は，向精神薬と母乳に関する現在の研究を知りません。薬の服用を開始したり，継続したりする必要がある女性のために必要な，情報を得ておくことが重要です。MotherToBaby.org や InfantRisk.com などのとても良いウェブサイトや携帯電話アプリがあります[16]。授乳中に投薬を処方した経験のある精神科医など，PMAD の訓練を受けた専門家を紹介できるようにしておきましょう。

　EPDS や PHQ-9 のような標準化された産後スクリーニングツールを使用することをお勧めしますが，本書にある非公式なスクリーニングの質問も効果的です。女性は産後の1年間継続して評価されるべきです。あなたが最後にお母さんに会うのが産後1年以内の場合は，後で必要になった場合に備えて，紹介先の情報を確認しておきましょう。

　すでに投薬中の場合，または医学的評価[17]を必要とすると思われる場合は，周産期の気分障害や不安障害を専門とする精神科医を紹介してください。

---

16) 日本においては，日本周産期メンタルヘルス学会の「周産期メンタルヘルスコンセンサスガイド」（http://pmhguideline.com/consensus_guide.html），国立成育医療研究センターの「妊娠と薬情報センター」（https://www.ncchd.go.jp/kusuri/）など。

17) 日本における周産期のスクリーニングテストおよびその評価については，日本周産期メンタルヘルス学会の「周産期メンタルヘルスコンセンサスガイド」（http://pmhguideline.com/consensus_guide.html）のCQ1，CQ2，CQ4，CQ15 をご参照ください。

## ［16］ チャイルドバース・エデュケーター
## 　　　（両親学級の先生たち）へ

　私たちは「なぜ，産前産後の両親学級のクラスで，妊娠中や産後の気分や不安の問題について，誰も警告してくれなかったのですか？」という嘆きをよく耳にします。教室の主な話題の焦点は陣痛と分娩ですが，あなたには PMAD についてカップル（夫婦）を教育する責任と機会があります。自分の身にもこんなことが起こるかもしれないとは思いたくないので，この話をすることは難しいかもしれませんが，だからこそこの話題をここで始めることが重要なのです。

　あなたがこの分野の専門家を知っている場合は，あなたのクラスで専門家に話してもらうよう招待することができるでしょう。そうでない場合は，ほかの一般的な妊娠や産後の経験についてと同じように，平然とした態度で話題をもち出しましょう。PSI がつくった 13 分の DVD, *Healthy Mom, Happy Family*（postpartum.net）を使うことを検討してください。

　あなたのクラスの参加者の中には，すでに PMAD に悩まされている人やリスクを抱えている人もいると思います。参加者はこの話題をもち出さないかもしれないので，あなたが話題提供をする必要があります。情報を与えることに危険はなく，情報を伝えないことには大きな危険があります。母親になる人に伝わらなくても，パートナー（夫など）がこの情

報を取り入れてくれるかもしれません。後に，症状を認識し，自分や妻が助けを必要としていることに気づくのは，パートナーのほうだったということも多いのです。

巻末「リソース（情報資源）」からの情報と，PMAD の訓練を受けた専門家の名前と電話番号を配布しましょう。

参加者のフォローアップを行う場合には，子育ての喜びだけでなく，難しさについても気持ちを聞いてみましょう。出産後のクラスに出席しなかった参加者には必ず電話をかけるようにしてください。調子がよくなくて，不快な状況を避けようとしているために欠席したのかもしれません。


## ［17］育児サークルのリーダーの方へ

あなたのグループに 10 人の女性がいる場合は，統計的には，そのうちの 1 人または 2 人が PMAD であることを覚えておいてください。多くの場合そのような女性は，罪悪感と恥ずかしさから，自分の感情を正直に話す勇気などありません。彼女はそうした話題が出てきて，自分が本当に感じていることを話してもよいのだと誰かに言ってもらうのを，うずうずして待っていることでしょう。パートナーが一緒に参加している場合は，パートナーの調子はどうかを聞いてみましょう。パートナーが気分障害や不安障害の持病をもっている可能性があります。また，妊娠中のストレスで症状が悪化することもあります。たとえ何があろうと，父親や男性のパー

トナーもまた，サポートを必要としており，サポートを受けるに値するのです。

　親になることに伴う当たり前の感情や，自分自身やパートナー，赤ちゃん，友人，家族との関係について，話し合うことをお奨めします。そのなかで，通常の適応の過程の範囲をこえた気分や行動についても伝えることができます。

　各グループで，意見の押し付けや賛否を問わないような形でこの話題が話される場を作りましょう。必要であれば，この分野で助言をしてくれる専門家を招いて，話し合いを進行してもらうのもよいでしょう。いずれにしても，巻末の「リソース（情報資源）」にある情報や，PMAD の分野で訓練を受けた専門家の名前と電話番号を活用しましょう。PSI の 13 分間の DVD，*Healthy Mom, Happy Family* を上映することを検討しましょう。

## ［18］そのほかの専門家の方へ

　ここまでに挙げた以外にも，妊娠中や産後の女性の生活に接している素晴らしい専門家がたくさんいます。例えば，産前産後エクササイズの理学療法士や指導員の方は，苦しんでいる女性たちに常に遭遇しているので，彼女たちに気分障害や不安障害の可能性について話しておくべきでしょう。何よりも，巻末「リソース（情報資源）」の情報を活用できるようにすることが，あなたの出会う妊娠中の女性や産後の女性

をサポートすることになります。

# 第7章

# 治療

## ［1］なぜ治療は必要なのでしょう？

　科学は進化し，私たちの信念や見解を変えていきます。以前は，地球は平らなものとされていたように，赤ちゃんはうつ伏せで寝かせるべきだと信じられていました。今では，地球は実際には丸いことがわかっているのと同じように，赤ちゃんを仰向けで寝かせることで，乳幼児突然死症候群（SIDS）のリスクを減らすことができることがわかっています。周産期の気分障害や不安障害に関する研究でも，新しいことがわかってきました。かつて，人々はこれらの病気は存在しない，あるいは存在したとしても治療の必要はないと考

えていました。女性は，周産期障害の苦しみを耐え忍び，自力で回復するのを待つべきものと思われていました。今や，その考え方がいかに間違っていたかがわかっています。

　妊娠中の未治療の病気は，産後の病気につながる可能性がとても高く，その間ずっと，かかわる人みなが悪影響を受けます。未治療の気分障害や不安障害は，時間が経過すれば消えることがあるかもしれません（またはそうでないかもしれません）が，その後の人生で別の症状を生む可能性が高くなります。糖尿病やがんと診断された場合，ほとんどの人はすぐに治療を受けるでしょう。周産期のうつも同じです——つまり，治療とケアが必要です。脳は，少なくとも身体のほかの部分と同じくらい重要なのです。

　周産期における気分や不安の障害を治療しないと，以下のようなことにつながります (Meltzer-Brody, 2014)。

- 安全とはいえない民間療法を行うこと。市販の治療薬，タバコ（20％），アルコール（19％），ドラッグ（薬物）（6％）。
- 栄養失調，自己管理の欠落
- 食欲の変化と異常な体重の増減
- 早産
- 胎児の発育不良，低出生体重
- 赤ちゃんは，泣くことが多くなり，なだめても落ち着かなくなってくる
- 未就学児期の行動問題

- 幼児期の発達の遅れ
- 10 代の反社会的，攻撃的，暴力的な行動

　産後の病気を治療していない母親には，次のような可能性があります。

- 赤ちゃんの脳波が低活動化する可能性
- 絆や愛着をもつことが困難になる
- よく泣く赤ちゃんとなってしまう
- 語彙や，認知（思考）の発達が悪く，学齢に見合った成長が追いついていない子どもになる
- チャイルドシートをあまり使用しなくなり，厳しくしつけるようになる
- 母乳を与えようとしない，あるいは短期間で切り上げてしまう
- 子どもが 10 代になったときに不安や抑うつに悩まされる可能性が 1.5 倍になる。

● 父親がうつ病の場合
　2008 年の Ramchandani の研究によると，3 歳半の時点で，女の子より男の子が問題を抱えていることがわかりました。大うつ病の父親がいる 4 歳児は，言語，行動の問題で専門家の治療を受けている割合が高くなります。父親のうつ病は，7 年後の子どもたちの精神障害，特に少年の破壊的な問題行動に大きく関連しています。

　また，親のうつ症状や不安を治療するだけでは，母と子の愛着や関係性の変化を修復するには必ずしも十分ではないことがわかっています。癒しのプロセスにおいて，母子関係に特別な注意を払うことが必要です。ベビーマッサージのような物理的な接触を伴う活動が有効であることが示されています。この分野では，発達心理学者や乳幼児メンタルヘルスの専門家などが頼りになります。

　未治療のうつ症状は家族全員に影響を与えます。あなたは健康である必要があり，その価値があるのです！

## ［2］研究

　研究ですべてが解明できるわけではありません。研究を理解するには気をつけなくてはならないことがあります。ここでは，いくつかのチェックポイントをご紹介します。

- どこで報告されているものか？

　　　インターネットは信頼できる情報源ではないこともよくあります。インターネット掲示板やブログでは，科学的研究の解釈が不正確なことがよくあります（巻末の「リソース（情報資源）」に掲載されているものをお勧めします）。多くの場合，それらは個々の個人的な感想を書いてあるのです。信頼されている大手のマスコミでさえ，注目を集める見出しを作るために科

学的な結論をぼかして伝えることもあります。

- 研究対象はどれだけいるのか？

　　調査対象者が少なければ少ないほど，結果の意味が薄れます。最も価値のある研究とは，何千人もの参加者がいるものか，少なくともより小規模な研究の結果を追試できたものです。

- 何を測定・観察したのか？　どのように測定したのか？

　　例えば，薬の胎児への影響については，多くの研究があります。いくつかの研究では，書かれた処方に基づいた結果をベースにして，乳児を見ます。その何が問題なのでしょうか？　処方が書かれていたとしてもその女性が実際に薬を飲んだとは限らないのです。また，薬を服用したとしても，処方された量を服用していなかったり，うつや不安を治療するために必要な服用量ではなかったりすることがあります。

　　胎児への薬の影響を調べた研究の多くでは，結果に影響を与えるほかの重要な要因を考慮に入れていません。例えば，タバコ，アルコール，栄養不良，または服用量が不適切だった場合のうつ症状や不安の影響などが挙げられます。例えば自閉症などの場合は，遺伝的リスクも考慮が必要です。

　　本書では，あなたとあなたの家族のために最善の決断をするのに役立つ最善の研究を，わかりやすくまと

めて示すことを目指しています。


## ［3］予防

　周産期の気分・不安障害を予防することができれば，もちろんそれが最善です。現在，主にカウンセリングと教育プログラムを中心とした予防法を評価する研究が行われています（O'Connor, 2019）。PMAD のリスクが最も高い女性への治療介入は，病気が発生する割合を減らしたり，重症化を防いだりすることに成功してきました。この調査対象となった女性は，抑うつ，虐待，計画外妊娠，ストレスの多いライフイベント，パートナーからの暴力，妊娠中の合併症の履歴がありました。以下に，現在，得られるうちで最良の情報をいくつかご紹介します。

　あるカナダの研究では，産後うつのリスクが高い女性に，個室での産後の入院延長（最大 5 日間）が提供されました。赤ちゃんは夜は保育室で寝ていたので，母親は中断されることなく眠ることができました。母親たちはまた，入院中に Women's Health Concerns Clinic（WHCC：カナダ女性健康問題クリニック）のメンバーに 1 回の面談を受けます。この調査では，女性が産後うつになる可能性が低くなり，うつ状態になったとしても軽度であるためには，途切れない睡眠とサポートが重要であることが強調されました（Ross, 2005）。

　また，オンラインや対面ないし，グループでの心理療法が

予防に効果的であることを示す研究もあります。妊娠中の
対人関係療法（IPT），認知行動療法（CBT），心理教育を活
用したグループは，産後うつや不安の発生を減少させます
(Werner, 2015)。英語とスペイン語で提供された産後うつ予防
のためのインターネットプログラムも効果的であることがわ
かりました (Barrera, 2015)。

　マインドフルネス認知療法（Mindfulness-Based Cognitive
Therapy：MBCT）は，うつ病の再発やぶり返しの予防効果
が立証されています。また，周産期のうつ状態に用いた場合
にも良い結果が得られています。

　薬物療法についてはどうでしょうか？　ある研究では，
PMAD のリスクが高い女性の少人数のグループで，出産後
15 時間以内にセルトラリン（ジェイゾロフト）を開始すると，
産後うつの発生率が有意に減少したことが明らかになりまし
た。(Wisner, 2004)。

　中国人女性を対象としたある研究では，妊娠中に 6 カ月間
以上，葉酸サプリを摂取した人は，産後うつの発症率が低かっ
たことがわかりました (Yan, 2017)。

　米国で行われた小規模ながらも面白い研究があり，L-メ
チル葉酸と葉酸を含むサプリメントが，妊娠を計画している
女性やすでに妊娠している女性のうつ病の予防と治療の両方
に効果があることが示されました。EnbraceHR という，す
べての女性が飲むことができる処方薬の妊婦用ビタミン剤が
あります。「すべての女性」とは，MTHFR（葉酸や葉酸塩
の代謝を困難にする遺伝子）をもつ女性も含みます (Freeman,

2019)。すべての新生児がいるお母さんには健康プランが必要なのです。母親も育たなくてはなりません。これは贅沢なことではなく，必要なことです！　もし女性がハイリスクなら，妊娠前に知識豊富な心理療法士と面談して，産前・産後の健康プランを作成する必要があります。健康プランの内容は，精神科医や栄養士などのほかの専門家とのフォローアップの予約をしたり，睡眠の手配（途切れない睡眠時間を確保するため）をすること，食べ物や食事（誰が買い物や料理をするか）について，週に何度かは赤ちゃんから解放されること，などです。もし病気を発症した場合は，健康プランは援助と早期回復を目指すプランに変更されます。

　情報と教育は治療にとって非常に重要です。女性が回復するのに，それで十分なこともあります。自分の病名を知り，治療可能であることを知る必要があるのです。

## ［4］心理療法

　心理療法とは，対話療法です。妊娠・産後の気分障害や不安障害に関連した問題について特別な訓練を受けた人が，周産期の精神衛生を提供できます。一般的なうつ病や不安障害に関するトレーニングを受けただけでは，PMAD に特有の問題を治療するには十分ではありません。周産期では心理教育が重要であり，心理教育には，周産期の病気や治療に関する情報提供や説明が含まれます。心理療法士（臨床心理士・

公認心理師）は，地域の情報資源だけでなく，ウェブや出版
物の正確な情報にも精通している必要があります。心理療法
は，本人，夫婦，家族，またはグループで行うことができます。

　妊娠・産後の治療には危機管理が含まれます。PMAD に
最も効果があるとされている治療法は，症状の軽減と機能の
改善に焦点を当てた短期的な心理療法です。長期的な精神力
学的療法や精神分析療法などを行う時ではありません。

　PMAD の予防と治療には，２つのタイプ（モデル）の心
理療法がよく研究され，有効であることが示されています。
対人関係療法（IPT）(Sockol, 2018) と認知行動療法（CBT）
(Stamou, 2018) です。どちらのモデルにおいても，セラピスト
は話し合いを促進・指示し，問題解決スキルを教えるという
積極的な役割を果たします。この心理療法は長期的にわたっ
て良い影響を与えることがわかっています。

　対人関係療法（Interpersonal Psychotherapy：IPT）は，
クライアントが役割の変化，移行や葛藤，喪失や悲しみに対
処し，対人スキルや支援資源を構築するのに有用です。

　認知行動療法（Cognitive-Behavioral Therapy：CBT）は，
教育やスキルを獲得することを通して，思考や行動を観察し
て変えていくというものです。CBT は，クライアントがト
ラウマなどの人生経験を見直すための新しい道筋を開拓する
ことを助け，すぐに活用できる実用的なツールを教えてくれ
ます。

　どちらのモデルも，クライアントが回復できる力をもって
いるところに着目します。心理療法の適応や運用がうまくい

かない場合には，薬物療法や代替療法を追加することが有効
かもしれません。


# ［5］ソーシャルサポート（社会的支援）

　良いソーシャルサポートとは，中立的な態度で傾聴をし，
フィードバックをし，情報を提供するものです。サポーター
は，女性がひとりではないこと，責められるべき存在ではな
いことがわかる環境作りをしますが，その中には PMAD か
ら回復した，専門の訓練を受けた女性もいます。ソーシャル
サポートには，感情的な支援だけでなく，家庭内の物理的な
支援（赤ちゃんの世話や家の掃除，食事の用意など）も含ま
れます。サポートネットワークには，サポートグループ，電
話サポート，家庭訪問，電子メールやオンライングループ，
信仰／スピリチュアルなコミュニティ，家族や友人などがあ
ります。

　数多くの研究で，さまざまなソーシャルサポートモデルが
PMAD の予防と回復に効果的であることが示されています
（Dennis, 2007, 2013）。ソーシャルサポートを見つけるための支
援については，PSI（巻末「リソース（情報資源）」を参照）
などが参考になります。

## ［6］補完代替医療（CAM）

　処方薬を用いない妊娠中・産後の治療については，現在研究が進められています。補完的治療とは，選択した治療法に加えて，強化療法として使用される治療法のことです。代替治療は薬の代わりに使用されます。

　しかしまずは，補完代替治療を開始する前に，正しい診断をすることが不可欠です。例えば，抗うつ薬と同じように，SAMe（S-アデノシル-L-メチオニン）[1]，セイヨウオトギリソウ（セントジョーンズワート）[2]，光療法を使うことは，双極性障害の女性に軽躁や躁病を誘発する可能性があります。「自然」のものは必ずしも「安全」ではありません。サプリメントを摂取したり，これらの代替治療法を利用したりする

---

1）　S-アデノシル-L-メチオニン（米国では S-adenosyl methionine, S-adenosylmethionine, SAMe あるいは SAM-e，欧州ではアデメチオミンともいい，SAM や AdoMet と略されることが多い）は，生体内にもともと存在する化学物質です。米国では，SAMe はサプリメントとして販売されています。長期的な SAMe の安全性や妊娠中に使用した場合の安全性についてはデータが少ないため，結論は出ていません。SAMe は双極性障害の人では安全ではない可能性があります。SAMe は，一部の医薬品あるいはほかのサプリメントと相互作用することがあります。作用機序から考えると HIV 陽性の人など免疫不全の人では，SAMe の摂取によって，ニューモシスチス感染を助長する可能性があるとされています。参考サイト：https://www.ejim.ncgg.go.jp/pro/overseas/c03/20.html

2）　セイヨウオトギリソウは多くの薬剤との相互作用を有し，薬剤の意図する効果を阻害することが研究で示されています。参考サイト：https://www.ejim.ncgg.go.jp/pro/overseas/c04/43.html

前に，必ずかかりつけの医師に相談してください。

## ●効果的で安全と証明されたもの

* マッサージとヨガ

　親子双方への，ベビーマッサージの効果（Dehkordi, 2019；Rominov, 2016）やマタニティヨガの治療効果（Battle, 2015）に関するデータが明らかになってきています。

* 朝の光

　朝の明るい光（自然光または特殊な人工光を利用する）は，すでに補完的または代替的な治療法として利用されています（Crowley, 2012）。

* 夜の光

　ジョンキャロル大学の研究者は，夜間睡眠を無理なく助け，双極性障害や産前産後のうつを抑える特別なメガネを開発し，二重盲検試験で臨床的に証明しました。新生児をもつ親が，夜に起きなければならないとき，目を光にさらすと，睡眠ホルモンであるメラトニンの流れが遮断されてしまいます。また，概日リズム，つまり「体内時計」が乱れることもあります。そうすると，それ以降には夜に，メラトニンが正常な時間に流れなくなり，眠りにつきにくくなります。時間が経つと，概日リズムの乱れに加えて睡眠不足が重なって，うつ病になることもあります。これらの電球やメガネおよび研究結果につ

いては，LowBlueLights.com を参照してください。光
療法で使うライトの品質にばらつきがあるのと同じよう
に，効果のない「なりすまし」品のメガネに注意してく
ださい。きちんと検証されたものを手に入れましょう。

- **オメガ 3 脂肪酸**

産前と産後のうつや不安の予防と治療の両方で，オメ
ガ 3 必須脂肪酸の有効性について，衝撃的な証拠が明
らかになっています。アメリカ精神医学会（American
Psychiatric Association）は，気分障害をもつ患者に対
して 1 g の EPA（エイコサペンタエン酸）と DHA（ド
コサヘキサエン酸）を毎日服用することを推奨していま
す。ラベルを注意深く読み，EPA と DHA の両方が含
まれていることを確認してください。これらのオメガ
3 は魚油からのものであり，植物由来のものではありま
せん。オメガ 3 は補完的な治療法として推奨されてい
ます。授乳している期間にオメガ 3 を摂取すると，赤
ちゃんの神経発達にも良い影響を与える可能性がありま
す（これらの「脂溶性酸」は，米国では多くの育児用ミ
ルクに入っています）。

- **TMS**

反復的経頭蓋磁気刺激（TMS）は，非侵襲的な脳刺
激を使用し，大うつ病の治療に大きく期待されていま
す。TMS は成人の大うつ病性障害の治療法として FDA

(Food and Drug Administration：米国食品医薬品局）
によって承認されており，うつ病のある妊婦を対象とし
た小規模な研究がいくつか行われています。治療を開始
してから3週間以内にうつ病が有意に減少し，母親や赤
ちゃんには何の副作用も見られませんでした。TMSは，
薬物治療を受けたくない女性にとって効果的な治療法か
もしれません。

- 鍼治療

　スタンフォード大学の研究では，鍼治療が妊娠中の軽
度から中等度のうつ病に有用な治療法であることがわか
りました（Manbur, 2010)。保険会社によっては，鍼灸治
療の費用を負担してくれるところもあります[3]。

## ●効果や安全性が証明されていないもの

- マリファナ

　マリファナ（大麻）は，現在，アメリカとカナダでは
妊娠中に最も広く使用されている薬物の1つです。今日
では，多くの場所で入手が容易になり，合法化されてい
ます。大麻は胎盤，羊水，胎児の中で検出されます。妊
娠中期から後期に使用されると，胎児の発育不良と関連
していることが判明しました。妊娠中ずっと使用されて
いた場合，低出生体重という影響が見られました。合法

---

3）　日本では現在，保険適用にはなりません。

的な医療用大麻であっても，周産期に使用した場合の「安全な」用量は確立されていません。胎内で曝された場合に起こりうる長期的な脳の発達や行動への懸念が高まっています（Jaques, 2014；Gunn, 2016；Friedrich, 2017）。

アメリカ産科婦人科学会（American College of Obstetricians and Gynecologists[4]，2017）は，「妊娠中の女性または妊娠を考えている女性には，薬用目的でのマリファナ（大麻）の使用を中止することを勧め，妊娠に特化して安全性が示されている，より良い代替療法を選択すべきである。マリファナ（大麻）使用の影響は，タバコやアルコール摂取と同じくらい深刻な場合がある」と述べています。

母乳育児中の母親については，マリファナの影響はよくわかっていません。マリファナ（大麻）の痕跡が最終使用後 6 日まで母乳中に残存していることはわかっており（Bertrand, 2018），その量は母親の血液中の量よりもさらに多いかもしれません。母乳を介してマリファナに曝されることは，1 歳未満の子どもの脳の発達に影響を与える可能性があります。

定期的にマリファナ（大麻）を使用している場合は，医療機関で相談することをお勧めします。あなたが治療を必要としている問題とは何か，その問題を治療するための最も安全な方法は何かを，考えてください。

---

4 ）　米国の産婦人科を専門とする医師の専門家協会。1951 年に設立され，約 58,000 人の産科婦人科医と女性の医療専門家が所属している。

- ハーブ療法

　妊娠中や授乳中のハーブの安全性や有効性についての研究はほとんど行われていません (Deligiannidis, 2014)。植物性の生薬は，規制や安全監査がほとんど行われない状態で生産されていることが多いです。1回の服用に含まれる有効成分の質や量がわからないのです。ハーブ製剤には政府の規制がないため，有効成分の測定量はラベルに記載されている量とはかなり異なることが研究によりわかっています。カプセルでは 0 ％～ 109 ％，錠剤では31 ％～ 80 ％の量なのです。それではあなたが実際に服用しているハーブが何で，どのくらいの量を摂取しているか，知ることは不可能です。

　例えば，セントジョーンズワート（セイヨウオトギリソウ）の妊娠中や母乳中の安全性を確認した研究はほとんどありません。セントジョーンズワートが不安や強迫性障害の効果的な治療法であることを示す研究はありません。セントジョーンズワートは，心臓病，うつ病，発作，ある種の癌，避妊薬などに影響があるとされています。つまり，セントジョーンズワートは，避妊ピルの効果を弱くしてしまうのです。また，セントジョーンズワートは，脳内で SSRI と同じ化学物質に作用するため，この 2 つを一緒に服用すべきではありません。

- プラセンタ（胎盤）療法

　出産後にその胎盤を食べることで，産後の憂鬱感や不

安感を防ぐことができると主張する女性の話がメディア
で取り上げられています。世界には，儀式として胎盤を
食べることが行われてきた文化もあります。また実際に，
出産後に胎盤を食べる動物種もいますが，その理由や，
この行動が母親の利益になるかどうかはわかっていませ
ん。プラセンタ（胎盤）カプセル化の提唱者が提示した
研究のほとんどは，人間がそれを摂取することと，気分，
エネルギー，ホルモンのレベルについて評価検討されて
いません。

2017年には，プラセンタのカプセルと産後の気分に
関する研究が発表されました（Young, 2017）。しかしそれ
は残念ながら，小規模のものです。プラセンタカプセル
を摂取した，たった12人の女性を，プラセボ（プラセ
ンタは含まれていない）カプセルを摂取した13人の女
性と比較したというものです。プラセボを摂取した女性
と比べて効果も差異もありませんでした。プラセボ，つ
まり砂糖の粒を飲むと，30%の人が気分が良くなるとい
うことを覚えておいてください。


## ［7］PMADのための薬

目下の治療目標は，できるだけ早く苦痛を和らげることで
す。投薬治療は，低用量から始め，その女性にとって有効な
用量まで，できるだけ速やかに増量されるべきです。治療を

控えると，慢性的な問題や苦痛につながり，再発のリスクを高めることになります。気分障害のある女性における妊娠中の薬物療法の維持が，再発のリスクを有意に減少させることが，繰り返し研究で示されています（Stevens, 2019）。

　ここで述べることはあくまでもガイドラインです。すべての治療は一人ひとり異なります。服薬管理については，周産期の病気の治療を専門とする精神科医の診察を受けることをお勧めします。どのような治療法を選択するにしても，専門知識をもった人があなたを見守る必要があります。根気強く続けましょう！　１人の医師や医療関係者，または１つの薬や治療法が上手くいかなかったり，あるいは自分によく合っていると感じられなかったりした場合は，別のものを試してみてください。目標は，元の自分に戻ることです。「大丈夫」や「前よりよくなった」と感じるだけでは十分ではありません。

　妊娠中に最も懸念のある薬は，気分安定に使用される抗てんかん薬です。バルプロ酸（デパケン）とカルバマゼピン（テグレトール）による先天性欠損症と IQ の問題です（Andrade, 2018）。これらの薬を服用している女性が妊娠していることが発覚した場合，胎児はすでに薬に曝されている一方で，薬の変更による彼女の病気のリスクは高くなります。すべての女性と介助者のためにも，投薬のリスクは常に，母親・胎児・乳児・家族に起こる，病気のリスクを長期にわたって比較検討するべきです。

　妊娠・授乳時の特定の処方薬の使用と有効性に関してはか

なりの研究が行われ,汚染物質がないこと,および実際にちょうど良い用量であることを米国食品医薬品局(FDA)が監視・確認しています。

長年にわたり,FDA は妊娠中の医薬品の安全性表示に紛らわしくわかりにくい基準を設けていました。以前の評価システムでは,例えば,研究が少ない医薬品は安全であると表示されることが多く,研究が多い医薬品は安全性が低いと表示されることがありました。2015 年 6 月,その古いシステムは破棄され,妊娠中や母乳中に使用される薬の安全性表示がより情報量の多いものに変更されました。


## ［8］妊娠と投薬

多くの人にとってはカウンセリングだけで十分ですが,うつや不安の深刻な症状を軽減するために投薬が必要な人もいます。妊娠中の抗うつ薬による流産や先天性欠損症のリスクは,妊娠初期の投与でも増加しません (Kjaersgaard, 2013)。妊娠中のうつはまた,母親の産後うつのリスクを高くし,赤ちゃんを発達遅延のリスクにさらす可能性があります。

妊娠中の投薬に関する考え方は,この数年で変化しています。投薬による胎児への影響を調査してきた研究者は,母親の精神疾患を治療しなかった場合の胎児への有害な影響へと研究の焦点を移してきました。これらの専門家は,「母親のうつと不安は,赤ちゃんと母親にとって,最も良い結果にな

160

るよう診断され治療されるべきだ」と言っています。

　妊娠中の投薬のリスクを評価するときは，すべての正常な妊娠には先天性欠損症の可能性が3％〜5％あることを覚えておくことが重要です。妊娠は代謝と血液量の変化を引き起こします。したがって，症状を適切に軽減するには，より高用量の薬剤が必要になる場合があります。ある研究によると，症状のない状態を維持するために，女性の3分の2は，妊娠6カ月半で投与量を増やす必要がありました。

　*American Journal of Psychiatry* 誌（アメリカ精神医学会誌）では，妊娠中にうつ病になる女性や，再発する可能性のある女性に抗うつ薬を処方しないと，薬物に曝されるリスクよりも母親と胎児に多くのリスクを引き起こす可能性があると述べた論文が発表されました。妊娠中にうつ病や双極性障害の薬を服用し続けると，妊娠中の病気のリスクが大幅に減少します (Stevens, 2019)。

　続いて，周産期の気分および不安障害に一般的に使用される処方薬についてまとめました。

## ●抗不安薬

　SSRI（選択的セロトニン再取り込み阻害薬）は不安，パニック，強迫性障害の治療によく使用されますが，症状の軽減が認められるまでに数週間かかる場合があります。そしてベンゾジアゼピンは，不安を即座に緩和するために使用されます。常用量を服薬し続けると，時間とともに依存性が出てきます。女性たちは依存症になることを心配しすぎて，症状を適切に

コントロールするのに十分な量を摂取していないことがよく
あります。これらの薬は，急性の不安のエピソードに使用す
ることができます。アルプラゾラム（コンスタン，ソラナッ
クス）とロラゼパム（ワイパックス）は作用時間が短く（よ
り早く体外に排出される），ジアゼパム（セルシン）とクロ
ナゼパム（リボトリール，ランドセン）は作用時間が長いの
が特徴です。

　妊娠中の抗不安薬（ベンゾジアゼピン系）に関する文献は
多くありません。長年にわたり，ベンゾジアゼピンの服用は，
先天性欠損症，特に口唇口蓋裂のリスクを増加させるという
懸念がありました。現在，母親の不安自体が先天性の口唇口
蓋裂に寄与している可能性があることを示すいくつかの証拠
があります。新しい研究では，妊娠前期の先天性欠損症のリ
スクは非常に低く，妊娠中期，後期は先天性欠損症を心配す
ることなくこれらの薬を使用できることが示唆されています
（Enato, 2011）。

　妊娠末期に高用量を服用している女性から生まれた赤ちゃ
んには，一時的に問題が生じることがあります。ただし，不
安障害やパニック障害のある女性は治療を受けるべきです。
効果の得られる最低用量のものを最短期間服用することが推
奨されます。


## ●抗うつ薬

　妊娠中のクライアント（および次の妊娠を検討している服
薬中のクライアント）から抗うつ薬に関する質問を非常に多

く受けますので，ここではその中でも特によく聞かれるものをいくつか取り上げています。商品名は国によって異なる場合がありますが，ここでは一般名と日本での商品名を記載しています。

- 抗うつ薬は流産の原因になりますか？

　735 以上の研究のレビューと分析では，うつ病の女性でもうつのために抗うつ薬を服用している女性でも，流産のリスクは同じであることがわかりました（Kjaersgaard, 2013）。抗うつ薬の研究では，選択的セロトニン再取り込み阻害薬（SSRI）も三環系薬剤（TCA）もリスクの増加をもたらすものではないことが明らかになっています。

- 抗うつ薬のせいで未熟児が生まれる可能性がありますか？

　2018 年に行われた大規模なレビューでは，投薬を受けていないうつ病の女性との間に目立った違いは見られませんでした（Mitchell, 2018）。

- 妊娠中の抗うつ薬の使用は先天性欠損症の原因になりますか？

　薬物の有無にかかわらず，すべての出生児において，先天性欠損症が発生する割合は 3 〜 5％とされています。2013 年の大規模研究では，ブプロピオン（ウェ

ルブトリン，本邦未発売），シタロプラム（セレクサ，本邦未発売），フルオキセチン（プロザック，本邦未発売），パロキセチン（パキシル），エスシタロプラム（レクサプロ），ミルタザピン（レメロン，リフレックス），セルトラリン（ジェイゾロフト），ベンラファキシン（イフェクサー），フルボキサミン（ルボックス，デプロメール），ネファゾドン（セルゾーン，本邦未発売）など，多くの抗うつ薬を対象にした研究が行われました。妊娠初期の抗うつ薬の使用は，先天性欠損症のリスク増加とは関連していないことが明らかになりました（Gao, 2018；Tak, 2017）。デュロキセチン（サインバルタ）やベンラファキシン（イフェクサー）の安全性に関する研究も増えています（Lassen, 2016）。

- 新生児の持続性肺高血圧症と抗うつ薬についてはどうですか？

　　新生児持続性肺高血圧症（Persisitent Pulmonary Hypertension of the Newborn：PPHN）は，全新生児の約 0.1％に発症します。発生率は高くありませんが，深刻なものです。リスクはごくわずか上昇します（Ornoy, 2017）。肥満，喫煙，早産，帝王切開出産など，PPHN の既知の危険因子の多くが，うつ病の女性によく見られることも重要です。

- 抗うつ薬は新生児の不適応や離脱症状を生じさせますか？

    これは，妊娠後期に母親が薬を服用していた新生児にときどき見られる症状（異常呼吸や振戦など）を指します。これが赤ちゃんのセロトニン（脳内化学物質）の過剰によるものなのか，それとも投薬からの離脱によるものなのかは不明です。報告された発生率は10％から30％までで，パロキセチン（パキシル）を服用している女性でより一般的であるようです。

    症状は生後1〜2日で始まり，通常3〜5日以内に消えます。アメリカ精神医学会とアメリカ産科婦人科学会の共同報告書は，新生児の症状を避けるために投薬を中止すると，母親の再発につながる可能性があると述べています。多くの場合新生児の症状は軽度で，自然に消失し，ほとんどの場合治療は不要です。妊娠後期に薬を止めると，母親が産前や産後にうつ状態となるリスクがより高くなります。

- 抗うつ薬は自閉症を引き起こしますか？

    いいえ。いくつかの大規模な研究で，抗うつ薬は自閉症を引き起こさないことが示されています（Yamamoto-Sakai, 2019；Janecka, 2018）。

- 妊娠中に抗うつ薬に曝された子どもの小児期に問題があったことはありますか？

　3 歳から 7 歳でテストされた子どもの研究では，IQ
と発達テストはすべて正常でした。これには，妊娠前
期に服薬した人が含まれます。妊娠中の母親のうつの
重症度が，子どもたちの問題行動の予測につながるこ
とがわかりました。また，母親の IQ と子どもの性別
によって，子どもの IQ が予測されます。抗うつ薬の
使用と用量・期間は，認知または行動の問題の予測因
子ではありませんでした。 4 〜 5 歳の子どもを対象
とした別の研究では，出生前の抗うつ薬の使用は幼児
期の行動または感情の問題とは関連がないことがわか
りました。

　2018 年の Pediatric Academic Societies（小児学会）
の会議で，SSRI の出生前の服用と 12 歳の思考および
注意力を評価する研究が発表されました。薬に曝され
た子どもたちが学校，後には職場でうまくやっていく
ためのスキルがむしろ高いことを発見しました。創造
的な問題解決，集中力，注意力，および自己制御能力
がすぐれていたのです。

　親に未治療の病気があると，子どもに長期的な感情
的および行動的問題を引き起こす可能性があることが
わかっています (Gutierrez-Galve, 2018)。すでに抗うつ
薬を服用している場合は，うつ病や不安神経症のリス
クが高い分娩前に投薬を中止すると，病気のリスクが
非常に高くなる可能性があることを忘れないでくださ
い。薬を変更する前に，専門家に相談してください。

さらに，第一線の研究者たちは，ある抗うつ薬から別の抗うつ薬にコロコロ変える理由はないと主張しています。うまくいっているようなら，そのまま継続しましょう。

非常に興味深い出来事としては，2019年3月19日に，米国食品医薬品局（FDA）が，ブレキサノロン（Zulresso，本邦未発売）と呼ばれる医薬品を承認しました。これは，産後うつ病の治療薬としては唯一の薬です。現在，3日間の静脈内注入が必要です。この研究では，中等度から重度の産後うつに悩む女性が，24時間から48時間以内に症状が大幅に緩和されたと報告されています。現在，Zulressoを製造している会社は，これを経口錠剤化し，その試験段階にあります。

## ●抗精神病薬

※訳者注：この項目は，日本では事情が異なることもあり，精神科主治医やセカンドオピニオン医との相談が必要です。

抗精神病薬は，メジャー・トランキライザーとも呼ばれています。妊娠中は，ハロペリドール（セレネース）[5]のような旧来の強力な抗精神病薬が，効果の弱い薬，つまり非定型抗精神病薬よりも推奨されてきました。非定型抗精神病薬は，統合失調症，双極性障害，大うつ病，PTSD，不安障害の治

---

5) 日本では妊婦にハロペリドールは禁忌です。

療に使用されています。これらの薬剤の服用は，正常児より
も大きい乳児，死産，流産のリスクとは関連がありません。
しかしながら，これらの薬剤は，産科および新生児の問題の
リスクをごくわずかに増加させることがわかっています。リ
スクのわずかな増加は，薬によるものなのか，基礎疾患によ
るものなのかはまだ明らかになっていません。アリピプラ
ゾール（エビリファイ），オランザピン（ジプレキサ），クレ
チアピン（セロクエル）は，主な先天性欠損症のリスク増加
とは関連していません。リスペリドン（リスパダール）では，
奇形のリスクは，わずかに増加します（Damkier, 2018）。

　妊娠中にこれらの薬のいずれかを服用することを検討し
ている場合は，National Pregnancy Registry for Atypical
Antipsychotics（非定型抗精神病薬の全国妊娠登録）に登録
すると，妊娠または妊娠を試みているこの医薬品の種類で治
療されている女性のケアに関する情報を知ることができます
（womensmentalhealth.org/clinical-and-research-programs/
pregnancyregistry/）。

## ●電気けいれん療法（ECT）

　ECT は，妊娠中の重度のうつ病または精神病の治療法と
して認められています（Thyen, 2017）。また，妊娠中の双極性
障害の治療にも役立つ可能性があります。ECT は，妊娠中
の不安，パニック，強迫性障害（OCD）には使用されません。

## ●気分安定薬

双極性障害の女性は，再発の危険性が非常に高いため，妊娠中ずっと投薬を継続することを検討する必要があります。ある研究では，慢性双極性障害の病歴をもつ女性の24%が，妊娠中に投薬中であったにもかかわらず症状が出たとされており，投薬を中止することは明らかに非常に危険です。妊娠時に気分安定薬を中止した双極性障害の女性の研究では，妊娠中に再発する可能性が2倍高いことがわかりました。3カ月以内に女性の半数が再発し，6カ月までに約70%が再発しました。妊娠初期に投薬を中止した後に投薬を再開しても，再発を十分に防ぐことはできません（Viguera, 2007）。

てんかんなどの発作障害に使用される薬は，双極性障害の女性の気分安定剤として使用されることも多いのです。抗てんかん薬でもあるラモトリギン（ラミクタール）は，現在，重度の双極性うつ病エピソードのある妊婦に最適な抗てんかん薬とされており，重度の産後うつ病の予防にも役立つ可能性があります（Wesseloo, 2017）。

リチウムは，双極性障害の治療に使用される抗躁病薬です。過去には，リチウムはエプスタイン奇形[6]と呼ばれる胎児の心臓の問題のリスクが少し上がると信じられていました。最新の研究によると，この心臓の問題は，リチウムではなく，母親の精神的健康の問題に関連している可能性が最も高いことが示されています（Boyle, 2017）。母親が妊娠中にリチウム

---

6） 参考サイト：小児慢性特定疾病情報センター（https://www.shouman.jp/disease/details/04_38_047/）

を服用していた子どもにおいて，重大な神経行動学的問題または発達上の問題は報告されていません。

　ほかに，カルバマゼピン（テグレトール）やバルプロ酸（デパケン，セレニカ）などの気分安定薬は，神経管欠損症などの先天性欠損症の発生率を高めます。妊娠中にテグレトールに曝された 3 歳の子どもたちを検査すると IQ が低下していることが判明しています。このため，カルバマゼピンやバルプロ酸を継続しなければならない場合は，葉酸が増量されて用いられます。

　理想的には，これらの薬を服用している女性は，妊娠の経過中に病気を最もよく管理する方法を計画するために，妊娠する前に最新の研究に精通している精神科医に相談するべきでしょう。

## ●睡眠薬（睡眠導入剤など）

　うつや不安というのは，眠くなりやすい，起きられないといった問題を引き起こす可能性があります。睡眠というのは治療計画に欠かせない要素です。特に治療の開始時には，投薬が必要になる場合があります。妊娠中に使用しても問題ないと考えられている市販薬がいくつかあります。ドキシラミン（Unisom, 本邦未発売）とジフェンヒドラミン（ベナドリル）です。

　トラゾドン（デジレル，レスリン）とアミトリプチリン（トリプタノール，ラントロン）は，鎮静効果をもつ抗うつ剤です。ゾルピデム（マイスリー）は効きが速く，Texas Tech

University の Infant Risk Center（乳児リスクセンター）によると，妊娠中に服用してもよいとされています。不安が睡眠障害を助長しており，ほかの方法では効果がない場合は，ロラゼパム（ワイパックス）やクロナゼパム（リボトリール，ランドセン）などの抗不安薬がとても効果的です。

## ［9］産後

　赤ちゃんの誕生により，薬物治療計画の変更が必要になることがあります。成長過程の胎児は，母胎からより多い量の薬物に曝されていますが，母乳を飲む乳児にとって問題となる薬物はごくわずかです。出産後に投薬を再開または開始することを選択する女性もいます。ほとんどの薬は母乳中に低レベルで存在し，乳児へのリスクは非常に低いと考えられています。「ベストの」薬というものはありません。ママに最適な薬が，赤ちゃんにとっても最適ということになるでしょう。

### ●甲状腺
　産後の女性の少なくとも 10％が産後甲状腺炎を発症します。甲状腺炎の初期段階で不安やうつを経験することがあります。この状態は一時的で，治療なしでも約 6 カ月で消えることもあります。しかし，慢性甲状腺炎や甲状腺機能低下症

（橋本甲状腺炎）[7] につながることもあります。

　甲状腺障害がうつや不安を引き起こす可能性があるため，医療提供者に血液検査を依頼するとよいでしょう。検査の推奨時期は，産後 2 〜 3 カ月の間です。産後に気分の症状がある女性全員に，遊離型 T4，TSH，抗 TPO 抗体，抗サイログロブリン抗体の検査を勧めます。T4 と TSH の値は正常でも，甲状腺抗体は上昇しているというケースが多いので，抗甲状腺抗体（抗 TPO と抗サイログロブリン）をチェックすることが重要です。甲状腺検査値に異常がある場合は，内分泌専門医の診察を受けることをお勧めします。

### ●ホルモン療法

　産後うつに対するホルモン療法はまだ有効性が評価されていません。エストロゲンの研究は，産後うつや産後精神病の治療に期待されています。ほかの薬と同じように，エストロゲンを服用することには一定のリスクがあり，ケースバイケースで評価する必要があります。産後の女性の気分の問題を引き起こすのはホルモン値の低さに限らないようです。どちらかというと，ホルモンレベルの変化に反応しているのです（Shiller, 2015）。

　経口避妊薬（ピル）を選択している産後うつや不安をもつ女性を含め，ホルモンの変化に敏感な女性は，気分の変化を注意深く見守る必要があります。単相型の避妊ピルでは，三

---

7）　参考サイト：国立成育医療研究センター（https://www.ncchd.go.jp/hospital/about/section/perinatal/bosei/bosei-hashi.html）

相型の避妊ピルに比べて気分の問題が少ないようです。三相型ピルはエストロゲンとプロゲステロンの比率が毎週変わるのに対し，単相型ピルでは同じ比率のエストロゲンとプロゲステロンが投与されます。

　経口避妊薬でイライラが増すという既往歴がある女性たちは，ほかの避妊方法を考えなければなりません。「ミニピル」などの合成プロゲステロンは，症状が悪化する女性もいるとされています。長時間作用型プロゲステロン注射であるメドロキシプロゲステロン酢酸塩（デポプロベラ）は，気分症状を悪化させても急に中断できないため，良い選択肢ではありません。また，プロゲステロン放出型 IUD の挿入後の気分の問題が報告されています。この場合は，IUD を取り外せばすぐに解決します。現時点では，産後の精神疾患に対するホルモン療法は，単体での治療法としては推奨されません。


●薬物療法
　もしあなたやあなたの血縁者が同じ病気になって，特定の薬を使ってよくなった経験があるならば，それが第一選択薬となるでしょう。産後うつ／不安症の治療において，ある薬がほかの薬と比較して有効であるかどうかについての研究はほとんどありません。ある研究では，ベンラファキシン（イフェクサー）が産後うつの治療に有効であることが示され，別の研究では，セルトラリン（ジェイゾロフト）が産後うつの治療に有効であることが示されています。うつはあるが不安がない産後女性がブプロピオン（ウェルブトリン，本邦未

発売）を服用すると，元気が出て，性的な問題も起こりにく
いようです。

　産後のうつや不安の治療には，一概にどれが良いという薬
はありません。有効であればそれがその人にとって「ベス
トの」ものだということです。私たちの経験では，SSRI は
どれも有効です。女性一人ひとり，脳は異なるため，ある薬
がほかの薬よりも効果がある，といったこともあります。
SSRI を低用量から開始し，定期的にフォローアップを行い，
十分な治療効果が得られるまで用量を増やしていくことをお
勧めします。強迫性障害を含む不安神経症の治療は，通常，
うつ病の治療に使用されるよりも高い投与量を必要としま
す。治療の目標は，100％「自分自身に戻る」ことです。気
分が良くなるだけでは十分ではありません。不十分な治療は
慢性疾患や再発リスクの増加につながる可能性があります。

　一度治療を受けると，この何年かよりも（または今までよ
りも），気分が良くなったと言うクライアントがたくさんい
ます。それまでもずっと不安や落ち込みがありましたが，以
前はそれに気づいていなかったのです。


## ［10］薬物療法と母乳育児

　赤ちゃんに母乳を与えることは，赤ちゃんと母親の両方に
大きなメリットがあります。自分が赤ちゃんにしてやれるこ
とは母乳しかないというように感じる女性もいます。うつや

不安のための薬は，ほとんどの場合母乳や赤ちゃんの体内に非常に少量しか移行しません。ただし，勧められない，または注意して使用する必要のある薬がいくつかあります。

## ●抗不安薬

　アルプラゾラム（コンスタン，ソラナックス）やロラゼパム（ワイパックス）など短時間作用型薬物は低用量なら，不安，パニック，睡眠不足などに必要に応じて適宜使用できます。*Journal of Pediatrics* 誌に報告された研究（Kelly, 2012）では，母乳での授乳中にベンゾジアゼピン系（抗不安薬）を服用してもよいと結論づけています。乳児には副作用は認められませんでした。

## ●抗うつ薬

　抗うつ薬の中で最も一般的に使用されている抗うつ薬であるセルトラリン（ジェイゾロフト）とパロキセチン（パキシル）は，ごく少量乳児に移行します。フルオキセチン（プロザック，本邦未発売），シタロプラム（セレクサ，本邦未発売），エスシタロプラム（レクサプロ）は乳児の血液中に少量検出されましたが，大きな問題は認められませんでした。これらの乳児にたいして1年半後に再検査をしたところ，正常な発育とIQであることが確認されました。抗うつ薬を服用している間，母乳で授乳しても問題ないと一般的にいえそうです。どのような人でも，第一選択薬は，過去にその人にとって有効であった薬，または同じような症状の血縁者で有効だった

ものとすべきです。

　母乳育児をすることは，どんな薬のリスクにもはるかに勝
る利点があります。服薬中に授乳しても，乳児や幼児は行動
的にも発達的にも正常です。

## ●抗精神病薬

　抗精神病薬はメジャー・トランキライザーとも呼ばれ，精
神病の治療に使われる薬ですが，重度の不安に苦しむ女性の
治療にも使用されます。また，抗精神病薬は SSRI の有効性
を高めます。ハロペリドール（セレネース）などの強力な
抗精神病薬は，母乳育児をしている母親に使用されます。赤
ちゃんの眠気に注意する必要がありますが，乳児の問題は報
告されていません。「第 2 世代」，非定型抗精神病薬のオラン
ザピン（ジプレキサ），リスペリドン（リスパダール），また
はクエチアピン（セロクエル）は，母乳中にごく少量しか見
られないため，母乳育児と両立できると考えられています。

## ●電気けいれん療法（ECT）

　ECT は，産後の重度のうつ病や精神病の治療法として実
施できると考えられており，母乳には影響しません。また，
産後の双極性障害の治療にも有用である可能性があります。
ECT は，産後の不安，パニック，強迫性障害には使用され
ません。

## ●気分安定薬

母乳育児中のカルバマゼピン（テグレトール）及び，炭酸リチウム（リーマス）の服用の安全性はわかっていません。バルプロ酸ナトリウム（デパケン，セレニカ）の使用は安全であると報告されています。かかりつけ医に相談して服薬指導を受けてください。抗てんかん薬（気分安定薬を含む）を服用している母親から母乳を与えられた子どもについては，6歳になった時点で副作用は認められませんでした（Meador, 2014）。

## ●睡眠薬（睡眠導入剤など）

ゾルピデム（マイスリー），テマゼパム（レストリル，日本未承認），トラゾドン（デジレル，レスリン），ノルトリプチリン（ノリトレン），アミトリプチリン（トリプタノール，ラントロン）は母乳中に低濃度で検出されますが，これらの薬は睡眠をサポートするために許容されると考えられています。

## ［11］治療手順

以降のページは，女性の病歴に基づいた治療法のガイドラインです。治療は順を追って行われるべきで，最初に治療1を試し，次に必要に応じて治療2を試します。以下の治療手順は，うつ病と精神病のみに言及していますが，OCD，不

安神経症，パニックの治療にも有効です。

　OCD，不安神経症，パニックの治療においては，通常 SSRI が第一選択肢です。不安やパニックのために，短期的に低用量の抗不安薬や抗精神病薬を使用すると役立つ場合があります。高用量の SSRI を長い期間必要とする人もいます。

　本章を参照して，状況に応じてどのような補完代替医療（CAM）が最も効果的であるかを判断してください。

| 妊娠前 | | |
|---|---|---|
| 病歴／受療歴 | 治療 1 | 治療 2 |
| 投薬中で，大うつ病のエピソードが1回，かつ6〜12カ月間，無症状の場合 | 処方薬の漸減＋セラピー（再発の見守り）＋サポート CAM（補完代替医療）を検討 | 処方薬の再検討＋セラピーを継続＋サポート CAM を検討 |
| 重度の過去エピソードの再発 | 薬物療法＋セラピー＋サポートを続ける CAM を検討 | 薬物療法＋セラピー＋サポート CAM を検討 |
| 軽度の大うつ病または重度の大うつ病（初回エピソード） | セラピー＋サポート CAM を検討 | セラピー＋薬物療法＋サポート CAM を検討 |
| 双極性障害 | バルプロ酸（デパケン）またはカルバマゼピン（テグレトール）を服用している場合は，継続するか，リチウムまたはラモトリギン（ラミクタール）に切り替える＋精神科医による慎重な見守り＋セラピー＋サポート CAM を検討 | 強力な抗精神病薬への切り替え＋セラピー＋サポート CAM を検討 |

| 妊娠期（妊娠初期を含む） | | |
|---|---|---|
| 病歴／受療歴 | 治療 1 | 治療 2 |
| 軽度の大うつ病のエピソードが 1 回，現在寛解中 | 処方薬の漸減中止＋セラピー＋サポート<br>CAM を検討 | 処方薬の再検討＋セラピー＋サポート<br>CAM を検討 |
| 重度の大うつ病が 1 回，現在寛解中 | 処方薬の漸減中止または維持を検討＋セラピー＋サポート<br>CAM を検討 | 薬物療法＋セラピー＋サポート<br>CAM を検討 |
| 軽度の大うつ病，初発または再発 | セラピー＋サポート<br>CAM を検討 | 薬物療法＋セラピー＋サポート<br>CAM を検討 |
| 重度の大うつ病 | 薬物療法＋セラピー＋サポート<br>CAM を検討 | 薬物療法＋セラピー＋サポート<br>ECT を検討<br>TMS，CAM を検討 |
| 投薬を中止した場合の軽度大うつ病の再発または増悪 | セラピー＋サポート<br>CAM を検討 | 薬物療法＋セラピー＋サポート<br>CAM を検討 |
| 妊娠期間における精神病 | 入院＋薬物療法＋安定していれば外来でセラピー | 入院<br>ECT を検討 |

| 産後 | | |
|---|---|---|
| 診断 | 治療 1 | 治療 2 |
| 軽度中等度の大うつ病／不安 | セラピー＋サポート CAM を検討 | セラピー＋薬物療法＋サポート CAM, TMS, ブレキサノロン静注薬の投与を検討 |
| 重度の大うつ病／不安 | セラピー＋SSRI ＋サポート CAM を検討 | 非定型抗精神病薬の追加を検討 CAM, TMS, ブレキサノロン静注薬の投与を検討 |
| 産後の精神病性障害 | 入院＋薬物療法＋安定したらセラピー | 入院 ECT を検討 |

| うつ病，不安神経症，その他の気分障害，または産後うつ病の既往歴のある女性に対する産後うつ病の予防 | | |
|---|---|---|
| 病歴／受療歴 | 治療 1 | 治療 2 |
| 初めての妊娠 | リスクが特定されたら（妊娠前または妊娠中），セラピストと会う＋女性とパートナーへ心理教育を行う<br>CAM を検討 | 症状に応じて介入（妊娠期の治療手順を参照） |
| 過去の産後うつ／不安 | 女性とパートナーへ早期に心理教育する＋セラピー<br>CAM を検討 | 症状に応じて介入（妊娠期の治療手順を参照） |
| 過去の産後精神病性障害 | 周産期精神科医へ紹介＋セラピー | 症状に応じて介入（妊娠期の治療手順を参照） |

# 付録 1) リソース（情報資源）

## Web サイトとヘルプライン

### ■海外（出産・産後の専門的な団体）

- CAPPA.net

  ドゥーラのトレーニングと助産師探しのお手伝いをしている団体

- DONA International（dona.org）

  国際的な非営利のドゥーラ団体。すべてのドゥーラが最高の品質と基準で出産や出産後のサポートを出産中の女性とその家族に提供するために訓練され，教育されるように努めている。

- Infant Risk Center（infantrisk.com）

  Texas Tech University Health Sciences Center の Thomas Hale 氏らによる妊娠・授乳期の薬に関する Web サイト

- Marcé of North America（marcenortham.com）

  the International Marcé Society の北米支部。年1回開催。

- The Marcé Society（marcesociety.com）

  この分野の科学研究を専門とする国際的な組織。年次大会を開催。

- Massachusetts General Hospital Center for Women's Mental Health（womensmentalhealth.org）
  周産期・生殖期精神医学の情報センター。

- Motherisk（motherisk.org）　※ 2019 年に終了
  妊娠中および産後の薬物曝露に関して，女性とその医療従事者に専門的な情報とガイダンスを提供しています。また，この Web サイトでは，妊娠中のつわりについての項目もあります。フリーダイヤルのヘルプラインを提供しています。

- MotherToBaby（mothertobaby.org ／ 1-866-626-6847）
  妊娠中および授乳中の薬物およびその他の曝露について，母親，医療従事者，および一般の人々にエビデンスに基づく情報を提供しています。

- North American Society for Psychosocial Obestetrics & Gynecology（naspog.org）
  女性のメンタルヘルスとヘルスケアに関わる研究者，臨床家，教育者，科学者が参加する，卓越した学会です。

- Postpartum Support International（PSI）
  （postpartum.net ／ 1-800-944-4PPD，944-4773）
  PSI は，出産に伴う最も一般的な合併症である産後うつを含む周産期の気分障害や不安障害に悩む女性を支援することを目的としています。また家族や友人，医療従事者への啓蒙活動を行っています。PSI のモットーは「あなたはひとりではありません。あなたを責めることはありません。助けがあれば，あなたは元気になります」です。

電話サポートと国際的なサポート会員名簿を提供しています。年 1 回会合を開いており，医療の専門家と一般向けのトレーニングを提供しています。PSI は標準化された 2 日間のカリキュラムのほか，個別にカスタマイズされたトレーニングも提供しています。*Healthy Mom, Happy Family* という 13 分間の教育用 DVD（英語とスペイン語）は，postpartum.net で購入できます。

- ショシャナ・ベネットの Web サイト
  - DrShosh.com
  - 映画 *Dark Side of the Full Moon*
    （DarkSideoftheFullMoon.com）
  - Postpartum Action Institute
    （PostpartumAction.org）
- 産後の父親やパートナーへ
  以下のサイトは，父親，夫，パートナーのためのサポートを提供しています。
  - postpartumdads.org
  - postpartummen.com
  - postpartum.net（パパのための専門家との PSI Chat ）

## ■日本（出産・産後の専門的な団体）

- 日本周産期メンタルヘルス学会（https://pmh.jp/）
  周産期メンタルヘルスの専門家（産科医，精神科医，心療内科医，小児科医，助産師，看護師，公認心理師，保健師，薬剤師などの多職種）からなる学会。年1回，学術集会を開催。

- 周産期メンタルヘルスコンセンサスガイド
  （http://pmhguideline.com/）
  周産期メンタルヘルス関連の専門職らを対象に，日本産婦人科医会と日本産科婦人科学会の協力を得て，日本周産期メンタルヘルス学会が作成したもの。

- 日本うつ病学会（https://www.secretariat.ne.jp/jsmd/）

- 日本精神神経学会（https://www.jspn.or.jp/）
  「精神疾患を合併した，或いは合併の可能性のある妊産婦の診療ガイド」を日本産科婦人科学会（https://www.jsog.or.jp）と協働で発出しています（2021年4月23日更新，https://www.jspn.or.jp/modules/advocacy/index.php?content_id=87）。

- 日本産婦人科医会（http://www.jaog.or.jp/）
  「妊産婦メンタルヘルスケアマニュアル」（専門家向け）を発出しています。

- 日本臨床心理士会（https://www.jsccp.jp/）

- 公認心理師の会（https://cpp-network.com/）

- 日本公認心理師会（https://www.jacpp.or.jp/）

- 日本助産師会（https://www.midwife.or.jp/index.html）

- Knowell Family（ノーウェルファミリー）

  (https://www.ncnp.go.jp/cbt/knowell/)

  国立研究開発法人　国立精神・神経医療研究センターが中心となって，妊産婦，そのパートナー，医療関係者や支援者などさまざまな方へのサポートなどについて情報発信をしています。

- ママブルーネットワーク（http://mama-blue.net/）

  本書監修の宮崎弘美が運営しています。産後うつのママと家族への情報を提供しています。「周産期メンタルヘルス心理職勉強会」，「産後うつ自助グループ交流会」については，こちらからお問い合わせください。

## ■日本（その他の専門団体）

- 厚生労働省（https://www.mhlw.go.jp/）

  ・特に，子育て支援包括センターなどの情報

  https://www.mhlw.go.jp/stf/seisakunitsuite/bunya/kodomo/kodomo_kosodate/boshi-hoken/

  ・保健所の全国一覧

  https://www.mhlw.go.jp/stf/seisakunitsuite/bunya/kenkou_iryou/kenkou/hokenjo/

- 健やか親子 21〈第 2 次〉（http://sukoyaka21.jp/）

  1 次計画（平成 13 年〜平成 26 年），第 2 次計画（平成 27 年度〜平成 36 年度）となっています。

- ノーチラスの会（http://bipolar-disorder.or.jp/）

  双極性障がいの当事者を中心とした，自助グループです。

- マタニティカウンセリング

 （https://coubic.com/maternity-couseling）

 本書訳者の小川朝子が運営しています。臨床心理士・公認心理師が妊産婦さんと家族のための，オンラインカウンセリングを行っています。

## アプリ

- app-network.org
  周産期の精神疾患に関する情報とサポート
- Infant Risk Mobile App for Healthcare Providers
  Texas Tech University Health Sciences Center の
  Thomas Hale（*Medications in Mother's Milk* 著者）に
  よる
- MommyMeds Pregnancy Safety Guide
  Texas Tech University Health Sciences Center による
- MothertoBaby　※ 2021 年に終了
  妊娠中・授乳中の薬についての情報
- text4baby.org
  妊娠中から赤ちゃんが 1 歳になるまで，1 週間に 3 通の
  無料テキストメッセージを提供しており，無料アプリも
  あります。発信されるメッセージは，妊娠中および産後
  のお母さんと赤ちゃんの身体的および精神的な健康に関
  するものです。

## 書籍

### ■海外

Barston, Suzanne. *Bottled Up: How the Way We Feed Babies Has Come to Define Motherhood, and Why It Shouldn't*. London, Berkeley, Los Angeles: University of California Press, 2012.

Beck, Cheryl, and Jeanne Driscoll. *Traumatic Childbirth*. New York, NY: Routledge, 2013.

Bennett, Shoshana. *Children of the Depressed: Healing the Childhood Wounds That Come from Growing Up with a Depressed Parent*. Oakland, CA: New Harbinger Publications, 2014.

Bennett, Shoshana. *Postpartum Depression for Dummies*. Indianapolis, IN: Wiley Publishing, Inc., 2007.

Bennett, Shoshana. *Pregnant on Prozac*. Guilford, CT: The Globe Pequot Press, 2009.

Chan, Paul D. *Why Is Mommy Sad? A Child's Guide to Parental Depression*. Laguna Hills, CA: Current Clinical Strategies Publishing, 2006.

Cox John, et al. *Perinatal Mental Health: The Edinburgh Postnatal Depression Scale (EPDS) Manual 2nd Ed*. London, England: The Royal College of Psychiatrists, 2014.

Davis, Deborah and Maria Stein. *Intensive Parenting: Surviving the Emotional Journey through the NICU*. Golden, CO: Fulcrum Publishing, 2012.

Dunnewold, Ann, and Diane Sanford. *Life Will Never Be the Same: A Real Moms Postpartum Survival Guide*. Dallas, TX: Real Moms Ink LLC, 2010.

Fran, Renee. *What Happened to Mommy?* R. D. Eastman Publishing, 1994. (Can be ordered on Amazon.com.)

Honikman, Jane. *Community Support for New Families, A Guide to Organizing a Postpartum Parent Support Network in Your Community*. Santa Barbara, CA. *Community Support for New Families* is your guide to organizing a postpartum parent support network in your community. JaneHonikman.com.

Honikman, Jane. *I'm Listening: A Guide to Supporting Postpartum Families*. Santa Barbara, CA. *I'm Listening* teaches concerned, caring individuals how to help people struggling with postpartum depression (PPD) over the phone. JaneHonikman.com.

Karraa, Walker. *Transformed by Postpartum Depression: Women's Stories of Trauma and Growth*. Amarillo, TX: Praeclarus Press, 2014.

Kleiman, Karen, and Amy Wenzel. *Dropping the Baby and Other Scary Thoughts.* New York, NY: Routledge, 2015.

Kleiman, Karen, and Molly McIntyre. *Good Moms Have Scary Thoughts: A Healing Guide to the Secret Fears of New Mothers.* Sanger, CA: Familius, 2019.

Kleiman, Karen. *The Art of Holding in Therapy.* New York, NY: Routledge, 2017.

Kleiman, Karen. *The Postpartum Husband.* Philadelphia, PA: Xlibris, 2000.

Kleiman, Karen. *Therapy and the Postpartum Woman.* New York, NY: Routledge, 2009.

Kleiman, Karen. *What Am I Thinking? Having a Baby After Postpartum Depression.* Philadelphia, PA: Xlibris, 2005.

Kleiman, Karen, and Amy Wenzel. *Cognitive Behavioral Therapy for Perinatal Distress.* New York, NY: Routledge, 2014.

Kleiman, Karen, and Amy Wenzel. *Dropping the Baby and Other Scary Thoughts: Breaking the Cycle of Unwanted Thoughts in Motherhood.* New York, NY: Routledge, 2010.

Kleiman, Karen, and Amy Wenzel. *Tokens of Affection: Reclaiming Your Marriage After Postpartum Depression.* New York, NY: Routledge, 2014.

Kleiman, Karen, and Valerie Raskin. *This Isn't What I Expected* [2nd edition]: *Overcoming Postpartum Depression.* Boston, MA: Da Capo Lifelong Books, 2013.

Neufeld, Suzannah. *Awake at 3 a.m.: Yoga Therapy for Anxiety and Depression in Pregnancy and Early Motherhood.* Berkeley, CA: Parallax Press, 2018.

Nicholson, et al. *Parenting Well When You're Depressed; A Complete Resource for Maintaining a Healthy Family.* Oakland, CA: New Harbinger Publications, Inc., 2001.

O'Reilly, Carla, et al. *The Smiling Mask: Truths about Postpartum Depression and Parenthood.* Regina, SK: To the Core Consulting, 2008.

Poulin, Sandra. *The Mother-to-Mother Postpartum Depression Support Book.* New York, NY: Berkley Trade, 2006.

Robin, Peggy. *Bottlefeeding Without Guilt—A Reassuring Guide for Loving Parents*. New York, NY: Random House, 1995.

Spinelli, Margaret G. *Infanticide: Psychosocial and Legal Perspectives on Mothers Who Kill*. Arlington, VA: American Psychiatric Publishing, 2002.

Twomey, Teresa. *Understanding Postpartum Psychosis; A Temporary Madness*. Westport, CT: Praeger Publishers, 2009.

Wiegartz, Pamela, and Kevin Gyoerkoe. *The Pregnancy & Postpartum Anxiety Workbook*. Oakland, CA: New Harbinger Publications, 2009.

## ■日本

- ママブルーになっても大丈夫！6人のママの体験による産後うつ病 Q&A，地球の楽好，2008
- カレン・R・クレイマンら，赤ちゃんを愛せない：マタニティ・ブルーをのりこえる 12 章，創元社，1996
- ミィ，脱産後うつ　私はこうして克服した，講談社，2018
- 宗田聡，これからはじめる周産期メンタルヘルス：産後うつかな？と思ったら，南山堂，2017
- 宗田聡，EPDS 活用ガイド：産後うつ病スクリーニング法と産後健診での正しい対応，南山堂，2017
- 北村俊則，周産期メンタルヘルスケアの理論：産後うつ病発症メカニズムの理解のために，医学書院，2007
- カレン・クレイマンら，周産期のうつと不安の認知行動療法，日本評論社，2018
- 水島広子，自分でできる対人関係療法，創元社，2004

## 新生児期の喪失に関するリソース

### ■海外（Web サイト）

- greafwatch.com（griefwatch）
- handonline.org（Helping After Neonatal Death〈HAND〉）
- missfoundation.org（MISS Foundation）
- nationalshare.org（Share Pregnancy and Infant Loss Support）
- mombaby.org（UNC School of Medicine, Collaborative for Maternal and Infant Health）

### ■日本

- ポコズママの会（https://pocosmama.jp/）
  流産・死産（人工死産）・子宮外妊娠・胞状奇胎・新生児死などの理由により，小さなお子様を亡くされたご家族同士の相互支援を目的として活動している非営利任意団体です。
- SIDS 家族の会（http://www.sids.gr.jp/）
  SIDS（乳幼児突然死症候群）やその他の病気，また死産や流産で赤ちゃんを亡くした両親を，精神的な面から援助するためのボランティアグループです。

## ■海外（書籍）

Blanford, Cathy. *Something Happened*. Western Springs, IL: Blanford, 2008. somethinghappenedbook.com. A book for children and parents who have experienced pregnancy loss.

Cohn, Janice. *Molly's Rosebush*. Park Ridge, IL: Albert Whitman & Company, 1994. For children 4–7.

Cirulli Lanham, Carol. *Pregnancy After a Loss: A Guide to Pregnancy After a Miscarriage, Stillbirth, or Infant Death*. New York, NY: Berkley Trade, 1999.

Davis, Deborah. *Empty Cradle, Broken Heart, Revised Edition: Surviving the Death of Your Baby*. Golden, CO: Fulcrum Publishing, 1996.

Ilse, Sherokee, and Tim Nelson. *Couple Communication After a Baby Dies: Differing Perspectives*. Maple Plain, MN: Wintergreen Press, Inc. 2008.

Kluger-Bell, Kim. *Unspeakable Losses: Healing from Miscarriage Abortion, and Other Pregnancy Loss*. New York, NY: HarperCollins Publishers, 2000.

Lothrop, Hannah. *Help, Comfort, and Hope After Losing Your Baby in Pregnancy or the First Year*. Cambridge, MA: Da Capo Press, 2004.

Nelson, Tim. *A Guide for Fathers: When A Baby Dies*. St. Paul, MN: Timothy Nelson. Revised 2007 edition.

Wolfelt, Alan. *Healing Your Grieving Heart After Miscarriage: 100 Practical Ideas for Parents and Families*. Buchanan, NY: Companion Press, 2015.

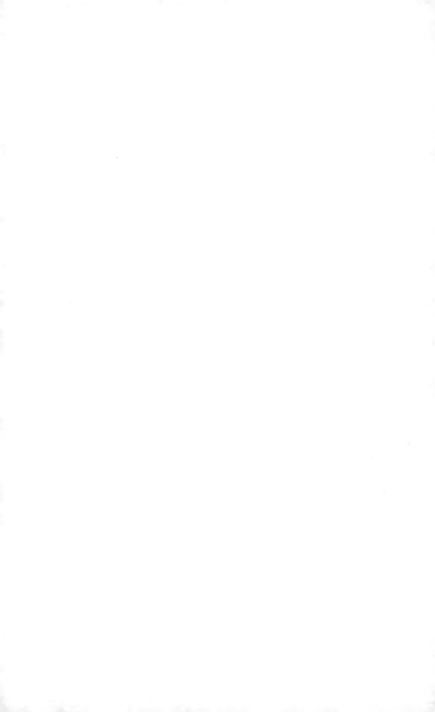

# 雑誌記事

ここに掲載されている記事は，医師や看護師などの医療関係
者向けに書かれたものです。ここでは，医学・科学用語に慣
れている読者に対して紹介します。

Abramowitz, J. A. "Obsessive-Compulsive Symptoms in Pregnancy and the Puerperium: A Review of the Literature." *Anxiety Disorders* 2003; 17:461–478.

American College of Obstetrics and Gynecology Committee Opinion. "Marijuana Use During Pregnancy and Lactation." Oct 2017;722.

Alwan S., et al. "National Birth Defects Prevention, Study. Use of Selective Serotonin-Reuptake Inhibitors in Pregnancy and the Risk of Birth Defects." *New England Journal of Medicine* 2007; 356:2684–2692.

American College of Obstetrics and Gynecology. "Use of Psychiatric Medications During Pregnancy and Lactation." *Practice Bulletin* 2008 Apr; No. 92.

Anderson, E., and I. Reti. "ECT in Pregnancy: A Review of the Literature from 1941–2007." *Psychosomatic Medicine* 2009; 71:235–242.

Andrade C. "The Safety of Duloxetine During Pregnancy and Lactation." *The Journal of Clinical Psychiatry* Dec 2014; 75(12):e1423–7.

Andrade C. "Major Congenital Malformations Associated with Exposure to Antiepilectic Drugs During Pregnancy." *The Journal of Clinical Psychiatry* 2018; 79(4):18f12449.

Appleby, L., et al. "A Controlled Study of Fluoxetine and Cognitive Behavioural Counseling in the Treatment of Postnatal Depression." *British Medical Journal* 1997; 314:932–936.

Barrera, A., et al. "Online prevention of postpartum depression for Spanish- and English-speaking pregnant women: A pilot randomized controlled trial." *Internet Interventions* 2015; 2:257–265.

Battle, C., et al. "Potential for prenatal yoga to serve as an intervention to treat depression during pregnancy." *Womens Health Issues* 2015; 25(2):134-141.

Beck, C. T. "Impact of Birth Trauma on Breastfeeding." *Nursing Research* 2008; 57(4):228–236.

Beck, C. T., and Pec Indman. "The Many Faces of Postpartum Depression." *Journal of Obstetric, Gynecologic, & Neonatal Nursing* 2005; 34:569–576.

Beck, C. T., and R. Gable. "Postpartum Depression Screening Scale (PDSS)." Available through Western Psychological Services 1-800-648–8857.

Bennett, H. A. "Prevalence of Depression During Pregnancy. Systematic Review." *American College of Obstetricians and Gynecologists* Apr 2004; 103:698–709.

Bennett H. A., et al. "Prevalence of Depression During Pregnancy. Overview of Clinical Factors." *Clinical Drug Investigations* 2004; 24 (3): 157-179.

Bennett, S., et al. "Use of modified spectacles and light bulbs to block blue light at night may prevent postpartum depression." *Medical Hypotheses* 2009 Aug; 73(2):251–3.

Bergink, V., et al. "Prevention of Postpartum Psychosis and Mania in Women at High Risk." *American Journal of Psychiatry* 2012; 169:609–15.

Berle, J. O., et al. "Neonatal Outcomes in Offspring of Women with Anxiety and Depression During Pregnancy." *Archives of Women's Mental Health* 2005; 8:181–189.

Bodnar, L., and Katherine Wisner. "Nutrition and Depression: Implications for Improving Mental Health Among Childbearing-Aged Women." *Biological Psychiatry* 2005; 58:679–685.

Borja-Hart, N. L., and Jehan Marino. "Role of Omega-3 Fatty Acids for Prevention or Treatment of Perinatal Depression." *Pharmacotherapy* 2010; 30(2):210–216.

Borri, C., et al. "Axis I Psychopathology and Functional Impairment at the Third Month of Pregnancy: Results from the Perinatal Depression-Research and Screening Unit (PND-ReScU) Study." *The Journal of Clinical Psychiatry* 2008; 69:1617–1624.

Boyd, R. C., et al. "Review of Screening Instruments for Postpartum Depression." *Archives of Women's Mental Health* 2005; 8(3):141–53.

Boyle, B., et al. "The changing epidemiology of Ebstein's anomaly and its relationship with maternal mental health conditions: a European registry-based study." *Cardiology in the Young* May 2017; 27(4); 677–685.

Brandon, A. R., et al. "Nonpharmacologic Treatments for Depression Related to Reproductive Events." *Current Psychiatry Reports* Oct 2014, 16:526.

Brockington, Ian. "Suicide and filicide in postpartum psychosis." *Archives of Women's Mental Health* 2017; 20:63–69.

Byatt N., et al. "Antidepressant Use in Pregnancy: a Critical Review Focused on Risks and Controversies." *Acta Psychiatrica Scandinavica* 2013; 127:94–114.

Chaudron, L., and W. Jefferson. "Mood Stabilizers During Breastfeeding: A Review." *Journal of Clinical Psychiatry* 2000; 61:79–90.

Chaudron, L. H., and Neha Nirodi. "The Obsessive-Compulsive Spectrum in the Perinatal Period: A Prospective Pilot Study." *Archives of Women's Mental Health* Mar 2010; 1434–1816.

Chiu, C. C., et al. "Omega-3 Fatty Acids for Depression in Pregnancy." *American Journal of Psychiatry* 2003; 160(2):358.

Clark C. T., et al. "Lamotrigine Dosing for Pregnant Patients with Bipolar Disorder." *American Journal of Psychiatry* 2013; 170:1240–7.

Cohen, L. S., et al. "Relapse of Major Depression During Pregnancy in Women Who Maintain or Discontinue Antidepressant Treatment." *The Journal of the American Medical Association* 2006; 295:499–507.

Cohen, L. S., et al. "Relapse of depression during pregnancy following antidepressant discontinuation: a preliminary prospective study." *Archives of Women's Mental Health* 2004; 7: 217.

Cohen, L. S., et al. "Venlafaxine in the Treatment of Postpartum Depression." *Journal of Clinical Psychiatry* 2001; 62(8):592–596.

Corral, M., et al. "Morning Light Therapy for Postpartum Depression." *Archives of Women's Mental Health* 2007; 10(5):221–224.

Cox, J. L., et al. "Detection of Postnatal Depression: Development of the 10-Item Edinburgh Postnatal Depression Scale." *British Journal of Psychiatry* 1987; 150:782–786.

Croen, Lisa A. PhD, et al. "Antidepressant Use During Pregnancy and Childhood Autism Spectrum Disorder." *Archives of General Psychiatry* 2011; 68(11):1104–1112.

Crowley, S.K., and Shawn Youngstedt. "Efficacy of light therapy for perinatal depression: a review." *Journal of Physiological Anthropology* 2012; 31:15.

Da Costa, D., et al. "Dads Get Sad Too: Depressive Symptoms and Associated Factors in Expectant First-Time Fathers." *American Journal of Men's Health* 2017; 11(5):1376–1384.

Damkier, P., and P. Videbech. "The Safety of Second-Generation Antipsychotics During Pregnancy: A Clinically Focused Review." *CNS Drugs* 2018; 32–351.

Dehkordi, Z. R. "The Effects of Infant Massage on Maternal Postpartum Depression: A Randomized Controlled Trial." *Nursing and Midwifery Studies* 2019; 8(1):28–33.

Deligiannidis, K. M. and M. P. Freeman. "Best Practice in Research." *Clinical Obstetrics and Gynaecology.* Jan 2014; 28(1): 85–95.

Dennis, C. L., and Therese Dowswell. "Psychosocial and psychological interventions for preventing postpartum depression." *Cochrane Database of Systematic Reviews* 2013; 2.

Dennis, C. L., and E. Hodnett. "Psychosocial and psychological interventions for treating postpartum depression." *Cochrane Systematic Review* Oct 17 2007;(4):CD006116.

Derosa, N., and M. C. Logsdon. "A Comparison of Screening Instruments for Depression in Postpartum Adolescents." *Journal of Child and Adolescent Psychiatric Nursing* 2006; 19(1):13–20.

Di Scalea, T. L., and K. L. Wisner. "Antidepressant Medication Use during Breastfeeding." *Clinical Obstetrics Gynecology* Sep 2009; 52(3):483–497.

Doan, T., et al. "Breast-feeding increases sleep duration of new parents". *Journal of Perinatal Neonatal Nursing* Jul–Sep 2007; 21(3):200–6.

Earls, MF., et al. "Incorporating Recognition and Management of Perinatal Depression Into Pediatric Practice." https://pediatrics.aappublications.org/content/pediatrics/143/1/e201 83259.full.pdf.

Einarson, A. "Antipsychotic Medication (Safety/Risk) During Pregnancy and Breastfeeding." *Current Women's Health Reviews* 2010; Vol. 6 (1).

Einarson, A. "Paroxetine Use in Pregnancy and Increased Risk of Heart Defects." *Canadian Family Physician* Aug 2010; 56:767–768.

Einarson, A., et al. "Incidence of Major Malformations in Infants Following Antidepressant Exposure in Pregnancy: Results of a Large Prospective Cohort Study." *Canadian Journal of Psychiatry* 2009; 54(4):242–246.

Enato, E., et al. "The Fetal Safety of Benzodiazepines: An Updated Meta-analysis." *Journal of Obstetrics and Gynaecology Canada* 2011; 33(1):46–48.

Ersek, J. L., and Larissa Huber. "Physical Activity Prior to and During Pregnancy and Risk of Postpartum Depressive Symptoms." *Journal of Gynecologic & Neonatal Nursing* 2009; 38:556–566.

Fairbrother N., et al. "Perinatal anxiety disorder and prevalence and incidence." *Journal of Affective Disorders* 2016; 200:148-155.

Field, T. "Postpartum Depression Effects on Early Interactions, Parenting, and Safety Practices: A Review." *Infant Behavior and Development* 2010; 33:1–06.

Field, T., et al. "Chronic Prenatal Depression and Neonatal Outcome." *International Journal of Neuroscience* 2008; 118:95–103.

Field, T., et al. "Prenatal Dysthymia Versus Major Depression Effects on the Neonate." *Infant Behavior and Development* 2008 31:190–193.

Field, Tiffany. "Maternal Depression Effects on Infants and Early Interventions." *Preventive Medicine* 1998; 27:200–203.

Fisher, Sheehan D. "Paternal Mental Health: Why Is It Relevant?" *American Journal of Lifestyle Medicine*, May–Jun 2017; 11(3)200-211.

Forman, D. R., et al. "Effective Treatment for Postpartum Depression Is Not Sufficient to Improve the Developing Mother-Child Relationship." *Development and Psychopathology* 2007; 19:585–602.

Freeman, M. P. "A prenatal supplement with methylfolate for the treatment and prevention of depression in women trying to conceive and during pregnancy." *Annals of Clinical Psychiatry* 2019; 31(1):4–16.

Freeman, M. P. "Breastfeeding and Antidepressants: Clinical Dilemmas and Expert Perspectives." *Journal of Clinical Psychiatry* 2009; 70:2.

Freeman, M. P. "Omega-3 Fatty Acids: An Ideal Treatment for Depression in Pregnancy?" *Evidence-Based Integrative Medicine* 2003; 1(91):43–49.

Freeman, M.P., et al. "Omega-3 Fatty Acids and Supportive Psychotherapy for Perinatal Depression: A Randomized Placebo-Controlled Study." *Journal of Affective Disorders* 2008; 110(1–2):142–148.

Friedrich, J., et al. "The grass isn't always greener: The effects of cannabis on embryological development." *BMC Pharmacology and Toxicology* 2016; 17:45.

Gao, S., et al. "Selective serotonin reuptake inhibitor use during early pregnancy and congenital malformations: a systematic review and meta-analysis of cohort studies of more than 9 million births." *BMC Medicine* 2018; 16;205.

Gavin, N., et al. "Perinatal Depression Prevalence and Incidence." *Obstetrics & Gynecology* 2005; 106(5).

Gjerdingen, D. K., and Barbara P. Yawn. "Postpartum Depression Screening: Importance, Methods, Barriers, and Recommendations for Practice." *Journal of American Board of Family Medicine* 2007; 20:280–288.

Gjerdingen, D. K., et al. "Postpartum Depression Screening at Well-Child Visits: Validity of a 2-Question Screen and the PHQ-9." *Annals of Family Medicine* Jan-Feb 2009; 7(1):63–70.

Gjerdingen, D.K., et al. "Postpartum Doula and Peer Telephone Support for Postpartum Depression: A Pilot Randomized Controlled Trial." *Journal of Primary Care & Community Health* 2013; 4(1):36–43.

Glover, V., and T. G. O'Connor. "Effects of Antenatal Stress and Anxiety: Implications for Development and Psychiatry." *British Journal of Psychiatry* May 2002; 180:389–391.

Grigoriadis, S., et al. "Antidepressant Exposure During Pregnancy and Congenital Malformations." *Journal of Clinical Psychiatry* 2013; 74:e293–e308.

Grigoriadis, S., et al. "The Effect of Prenatal Antidepressant Exposure on Neonatal Adaptation: A Systematic Review and Meta-Analysis." *Journal of Clinical Psychiatry* 2013; 74:e309.

Grigoriadis, S., et al. "The Impact of Maternal Depression During Pregnancy on Perinatal Outcomes: A Systematic Review and Meta-Analysis." *Journal of Clinical Psychiatry* 2013; 74:e321–e341.

Grzeskowiak, L. E., et al. "Continuation versus Cessation of Antidepressant Use in the Pre- and Post-Natal Period and Impact on Duration of Breastfeeding. Birth Defects Research Part A." *Clinical and Molecular Teratology* 2014; 100:538–539.

Gunlicks, M. L., and M. M. Weissman. "Change in child psychopathology with improvement in parental depression: a systematic review." *Journal of American Academy of Child and Adolescent Psychiatry* 2008; 47(4):379–389.

Gunn, J. K. L., et al. "Prenatal exposure to cannabis and maternal and child health outcomes: a systematic review and meta-analysis." *British Medical Journal Open* 2016; 6:e009986.

Gutierrez-Galve, L., et al. "Association of Maternal and Paternal Depression in the Postnatal Period with Offspring Depression at 18 Years." *JAMA Psychiatry* 2019; 76(3):290-296.

Halushka, P. "St. John's Wort: A Mini-Review of Its Pharmacokinetics and Anti-Depressant Effects. medscape.com/viewarticle/713605

Hammen, C., and P. A. Brennan. "Severity, Chronicity, and Timing of Maternal Depression and Risk for Adolescent Offspring Diagnoses in a Community Sample." *Archives of General Psychiatry* 2003; 60:253–258.

Hantsoo, Lisa, et al. "A Randomized, Placebo-Controlled, Double-Blind Trial of Sertraline for Postpartum Depression." *Psychopharmacology* 2014; 231:939–948.

Hay, Dale F., et al. "Mothers' Antenatal Depression and Their Children's Antisocial Outcomes." *Child Development* Jan 2010; 81, No. 1:149–165.

Hendrick, V., and L. Altshuler. "Management of Major Depression During Pregnancy." *American Journal of Psychiatry* Oct 2002; 159(10):166–173.

Hodgkinson, S. C., et al. "Depressive Symptoms and Birth Outcomes among Pregnant Teenagers." *Journal of Pediatric and Adolescent Gynecology* 2010; 23:16–22.

Huybrechts, K. F., et al. "Association Between Methylphenidate and Amphetamine Use in Pregnancy and Risk of Congenital Malformations: A Cohort Study from the International Pregnancy Safety Study Consortium." *JAMA Psychiatry* 2018; 75(2):167–175.

Hviid, A., et al. "Use of Selective Serotonin Reuptake Inhibitors During Pregnancy and Risk of Autism." *New England Journal of Medicine* 2013; 369:2406–15.

Janecka, M., et. al. "Association of Autism Spectrum Disorder With Prenatal Exposure to Medication Affecting Neurotransmitter Systems." *Journal of the American Medical Association Psychiatry* 2018; 75(12):1217–1224.

Jaques, S. C., et al. "Cannabis, the Pregnant Woman and Her Child." *Journal of Perinatology* 2014; 34(6):417424.

Kelly, Lauren E., et al. "Neonatal Benzodiazepines Exposure during Breastfeeding." *The Journal of Pediatrics* Sep 2012; 161, (3): 448–451.

Kendig, S., et al. "Consensus Bundle on Maternal Mental Health: Perinatal Depression and Anxiety." *Journal of The American College of Obstetricians and Gynecologists* 2017; 0:1-9.

Koren G., and H. Nordeng. "Antidepressant Use During Pregnancy: The Benefit-Risk Ratio." *American Journal of Obstetrics and Gynecology* 2012; 207:157–163.

Koren, G., et al. "Is Maternal Use of Selective Serotonin Reuptake Inhibitors in the Third Trimester of Pregnancy Harmful to Neonates?" *Canadian Medical Association Journal* 2005; 172(11).

Kronenfeld, N., et al. "Chronic use of psychotropic medications in breastfeeding women: Is it safe?" *Plos One* 2018; 13(5):e0197196.

Lassen D., et al. "First-Trimester Pregnancy Exposure to Venlafaxine or Duloxetine and Risk of Major Congenital Malformations: A Systematic Review." *Basic & Clinical Pharmacology & Toxicology* Oct 2016; 118(1)26-32.

Lerandowski, R. E., et al. "Predictors of Positive Outcomes in Offspring of Depressed Parents and Non-depressed Parents Across 20 Years." *Journal of Child and Family Studies* 2014; 23:800–811.

Lindahl, V., et al. "Prevalence of Suicidality During Pregnancy and the Postpartum." *Archives of Women's Mental Health* 2005; 8:77–87.

Louik, C., et al. "First-Trimester Use of Selective Serotonin-Reuptake Inhibitors and the Risk of Birth Defects." *New England Journal of Medicine* 2007; 356:2675–2683.

Manber, R., et al. "Acupuncture for Depression During Pregnancy." *American Journal of Obstetrics and Gynecology* 2010; 115:511–520.

Marcus, S. M. "Depression During Pregnancy: Rates, Risks and Consequences." *The Canadian Journal of Clinical Pharmacology* Winter 2009;16 (1):el5–e22.

Marcus, S. M., et al. "Depressive Symptoms Among Pregnant Women Screened in Obstetric Settings." *Journal of Women's Health* 2003; 12(4):373–380.

Maschi, S., et al. "Neonatal Outcome Following Pregnancy Exposure to Antidepressants: A Prospective Controlled Cohort Study." *British Journal of Obstetrics and Gynaecology* 2008; 115:283–289.

McKenna, K., et al. "Pregnancy Outcome of Women Using Atypical Antipsychotic Drugs: A Prospective Comparative Study." *Journal of Clinical Psychiatry* 2005; 66:444–449.

Meador K. J., et al. "Breastfeeding in children of women taking antiepileptic drugs: cognitive outcomes at age 6 years." *JAMA Pediatrics* Aug 2014; 168(8): 729–36.

Meador, K. J., et al. "Cognitive Function at 3 Years of Age after Fetal Exposure to Antiepileptic Drugs." *New England Journal of Medicine* 2009; 360(16):1597–1605.

Meltzer-Brody S. and Alison Stuebe. "The long-term psychiatric and medical prognosis of perinatal mental illness." *Best Practice & Research: Clinical Obstetrics & Gynaecology* Jan 2014; 28(1):49–60.

Miller, E. S., et al., "Obsessive-Compulsive Symptoms During the Postpartum Period." *Journal of Reproductive Medicine.* 2013; 58(3–4):115–122.

Misri, S. "Managing Unipolar Depression in Pregnancy." *Current Opinion in Psychiatry* 2009; 22(1):13–18.

Mitchell, J. and J. Goodman. "Comparative effects of antidepressant medications and untreated major depression on pregnancy outcomes: a systematic review." *Archives of Women's Mental Health* Apr 2018; 21(5); 505–516.

Moretti, M. E., et al. "Evaluating the Safety of St. John's Wort in Human Pregnancy." *Reproductive Toxicology* 2009; 28(1):96–99.

Moses-Kolko, E. L., et al. "Neonatal Signs After Late In Utero Exposure to Serotonin Reuptake Inhibitors: Literature Review and Implications for Clinical Applications." *Journal of American Medical Association* 2005; 293(19):2372–2383.

Moses-Kolko, E. L., et al. "Transdermal Estradiol for Postpartum Depression: A Promising Treatment Option." *Clinical Obstetrics and Gynecology* 2009; 52(3):516–529.

Mounts, K. O. "Screening for Maternal Depression in the Neonatal ICU." *Clinical Perinatology* 2009; 36:137–152.

Mulcahy, R., et al. "A Randomised Control Trial for the Effectiveness of Group Interpersonal Psychotherapy for Postnatal Depression." *Archives of Women's Mental Health* 2010; 13:125–139.

Netsi, E., et al. "Association of Persistent and Severe Postnatal Depression with Child Outcomes." *JAMA Psychiatry* 2018; 75(3):247–253.

Newport, D. J., et al. "Lamotrigine in Breast Milk and Nursing Infants: Determination of Exposure." *Pediatrics* 2008; 122(1). http://www.pediatrics.Org/cgi/content/full/122/l/e223.

Nordeng, F. L., and O. Spigset. "Treatment with Selective Serotonin Reuptake Inhibitors in the Third Trimester of Pregnancy: Effects on the Infant." *Drug Safe* 2005; 28(7):565–581.

Norhayati M. N., et al. "Magnitude and risk factors for postpartum symptoms: a literature review.: *Journal of Affective Disorders* 2015; 175:34-52.

Norman, E., et al. "An Exercise and Education Program Improves Wellbeing of New Mothers: A Randomized Controlled Trial." *Physical Therapy* 2010; 90:348–355.

Nulman, I., et al. "Child Development Following Exposure to Tricyclic Antidepressants or Fluoxetine Throughout Fetal Life: A Prospective, Controlled Study." *American Journal of Psychiatry* Nov 2002; 159:1889–1895.

Nulman I., et al. "Neurodevelopment of Children Following Prenatal Exposure to Venlafaxine, Selective Serotonin Reuptake Inhibitors, or Untreated Maternal Depression." *American Journal of Psychiatry* 2012; 169:1165.

Oates, M. "Perinatal Psychiatric Disorders: A Leading Cause of Maternal Morbidity and Mortality." *British Medical Bulletin* 2003; 67:219–229.

Occhiogrosso, M., et al. "Persistent Pulmonary Hypertension of the Newborn and Selective Serotonin Reuptake Inhibitors: Lessons from Clinical and Translational Studies." *American Journal of Psychiatry* 2012; 169:134–140.

O'Hara, M. W., et al. "Efficacy of Interpersonal Psychotherapy for Postpartum Depression." *Archives of General Psychiatry* 2000; 57(11):1039–1045.

Oren, D. A., et al. "An Open Trial of Morning Light Therapy for Treatment of Antepartum Depression." *American Journal of Psychiatry* Apr 2002; 159(4):666–669.

Ornoy, A. and G. Koren. "Selective Serotonin Reuptake Inhibitors During Pregnancy: Do We Have Now More Definite Answers Related to Prenatal Exposure?" *Birth Defects Res* July 2017; 109(12): 898–908.

Orr, S. T., et al. "Maternal Prenatal Depressive Symptoms and Spontaneous Preterm Births Among African-American Women in Baltimore, Maryland." *American Journal of Epidemiology.* 2002; 156:797–802.

Orsolini, L., et al. "Suicide during Perinatal Period: Epidemiology, Risk Factors, and Correlates." *Front Psychiatry* 2016; 7:138 https://www.ncbi.nlm.nih.gov/pmc/articles/PMC4981602/.

Palladino, C., et al. "Homicide and Suicide During the Perinatal Period." *American Journal of Obstetrics and Gynecology* 2011; 118:1056–63.

Paulson, J. F., and Sharnail D. Bazemore. "Prenatal and Postpartum Depression in Fathers and Association with Maternal Depression: A Meta-Analysis." *Journal of American Medical Association* 2010; 303(19):1961–1969.

Paulson, J. F., et al. "Individual and Combined Effects of Postpartum Depression in Mothers and Fathers on Parenting Behavior." *Pediatrics* Aug 2006:118(2); 659–668.

Pedersen, L. H., et al. "Prenatal Antidepressant Exposure and Behavioral Problems in Early Childhood—A Cohort Study." *Acta Psychiatrica Scandinavica* 2013; 127–126.

Pinheiro, Emily, et al. "Sertraline and Breastfeeding: Review and Meta-Analysis." *Achives of Women's Mental Health.* http://link.springer.com/journal/737Apr 2015, Volume 18, Issue 2, pp 139–146.

Pope, C. J., and D. Mazmanian. "Breastfeeding and Postpartum Depression: Methodological Recommendations for Future Research." *Depression Research and Treatment* 2016; 4765310.

Pope, C. J., et al. "Recognition, Diagnosis and Treatment of Postpartum Bipolar Depression." *Expert Review of Neurotherapeutics* 2014. 14(1), 19–28.

Qiao, Y., et al. "Effects of depressive and anxiety symptoms during pregnancy on pregnant, obstetric and neonatal outcomes: A follow-up study." *Journal of Obstetrics and Gynaecology* Apr 2012; 32:237–240.

Ramchandani, P. G., et al. "Depression in Men in the Postnatal Period and Later Child Psychopathology: A Population Cohort Study." *Journal of American Academy of Child and Adolescent Psychiatry* 2008; 47:390–398.

Reck C. K., et al. "Prevalence, Onset and Comorbidity of Postpartum Anxiety and Depressive Disorders." *Acta Psychiatrica Scandinavica* 2008; 118:459–468.

Robinson, G. E. "Controversies About the Use of Antidepressants in Pregnancy." *Journal of Nervous and Mental Disease* Mar 2015; 203(3):159–163.

Rominov, H., et al. "A Systematic Review of Interventions Targeting Paternal Mental Health in the Perinatal Period." *Journal of Infant Mental Health* May 2016; 37(3):289-301.

Ross L. E, et al. "Selected Pregnancy and Delivery Outcomes After Exposure to Antidepressant Medication: A Systematic Review and Meta-Analysis." *Journal of American Medical Association Psychiatry* 2013; 70:436–443.

Ross, L., et al. "Sleep and Perinatal Mood Disorders: A Critical Review." *Journal of Psychiatry and Neuroscience* 2005; 30(4).

Russell, E., et al. "Risk of Obsessive-Compulsive Disorder in Pregnant and Postpartum Women: A Meta-Analysis." *Journal of Clinical Psychiatry* 2013; 74(4), 377–385

Ryan, S. A., et al. AAP Committee on Substance Use and Prevention, AAP section on breastfeeding. "Marijuana Use During Pregnancy and Breastfeeding: Implications for Neonatal and Childhood Outcomes." *Pediatrics* 2018; 142(3).

Sanz, E. J., et al. "Selective Serotonin Reuptake Inhibitors in Pregnant Women and Neonatal Withdrawal Syndrome Database Analysis" (see comment). *Lancet* 2005; 356(9458):482–487.

Segre, L. S., et al. "Interpersonal Psychotherapy for Antenatal and Postpartum Depression." *Primary Psychiatry* 2004; 11(3):52–56.

Sharma, V., et al. "Bipolar II Postpartum Depression: Detection, Diagnosis, and Treatment." *American Journal of Psychiatry* 2009; 166:1217–1221.

Shaw, R. J., et al. "The Relationship Between Acute Stress Disorder and Posttraumatic Stress Disorder in the Neonatal Intensive Care Unit." *Psychosomatics* 2009; 50:131–137.

Shi, P., et al. "Maternal depression and suicide at immediate prenatal and early postpartum periods and psychosocial risk factors." *Psychiatry Research* Mar 2018; 261:298–306.

Shiller, C. E., et al. "The Role of Reproductive Hormones in Postpartum Depression." *CNS Spectrums* Feb 2015; 20(1):48–59.

Sidebottom, A. C., et al. "Validation of the Patient Health Questionnaire (PHQ)-9 for Prenatal Depression Screening." *Archives of Women's Mental Health* 2012; 15:367–374.

Sit, D., and Katherine L. Wisner. "Identification of Postpartum Depression." *Clinical Obstetrics and Gynecology* Sep 2009; 52(3):456–468.

Smit, M., et al. "Mirtazapine in Pregnancy and Lactation: Data from a Case Series." *Journal of Clinical Psychopharmacology* Feb 2015;35; 163.

Sockol, LE, "A systematic review and meta-analysis of interpersonal psychotherapy for perinatal women." *Journal of Affective Disorders* 2018; 232:316–328.

Sorensen, M. J., et al. "Antidepressant Exposure in Pregnancy and Risk of Autism Spectrum Disorder." *Clinical Epidemiology* 2013; 5:449-559.

Spinelli, M. G., and J. Endicott. "Controlled Clinical Trial of Interpersonal Psychotherapy Versus Parenting Education Program for Depressed Pregnant Women." *American Journal of Psychiatry* 2003; 160(3):555–562.

Stamou, G., et al. "Cognitive-Behavioural therapy and interpersonal psychotherapy for the treatment of post-natal depression: a narrative review." *BMC Psychology* 2018; 6(28):1-25.

Stevens, A. W.M.M., et al. "Risk of recurrence of mood disorders during pregnancy and the impact of medication: A systematic review." *Journal of Affective Disorders* 2019; 249:96–103.

Stuart, S., et al. "The Prevention and Psychotherapeutic Treatment of Postpartum Depression." *Archives of Women's Mental Health* 2003; 6 (suppl 2):57–59.

Suri, R., et al. "Effects of Antenatal Depression and Antidepressant Treatment on Gestational Age at Birth and Risk of Preterm Birth." *American Journal of Psychiatry* 2007; 164:1206–1213.

Tak, C. R., et al. "The impact of exposure to antidepressant medications during pregnancy on neonatal outcomes: a review of retrospective database cohort studies." *European Journal of Clinical Pharmacology* 2017; 73:1055–1069.

Thyen, A., et al., "Electroconvulsive Therapy During Pregnancy." *Primary Care Companion for CNS Disorders* Jul 2017; 19(4).

Van den Bergh, B. R., et al. "Antenatal Maternal Anxiety and Stress and the Neurobehavioral Development of the Fetus and Child: Links and Possible Mechanisms. A Review." *Neuroscience & Biobehavioral Reviews* Apr 2005; 29(2):237–58.

Viguera, A. C., et al. "Risk of Recurrence in Women with Bipolar Disorder During Pregnancy: Prospective Study of Mood Stabilizer Discontinuation." *American Journal of Psychiatry* 2007; 164:1817–1824.

Warburton, W., et al. "A Register Study of the Impact of Stopping Third Trimester Selective Serotonin Reuptake Inhibitor Exposure on Neonatal Health." *Acta Psychiatrica Scandinavica* 2009; 1–9.

Weissmann, A. M., et al. "Pooled Analysis of Antidepressant Levels in Lactating Mothers, Breast Milk, and Nursing Infants." *American Journal of Psychiatry* 2004; 161:1066–1078.

212

Werner, E., et al. "Preventing postpartum depression: Review and recommendations." *Archives Women's Mental Health* Feb 2015; 18(1):41–60.

Wesseloo, R., et al. "Risk of postpartum episodes in women with bipolar disorder after lamotrigine or lithium use during pregnancy: A population-based cohort study." *Journal of Affective Disorders* Aug 2017; 15; 218 394–397.

Wilson, K. L., et al. "Persistent Pulmonary Hypertension of the Newborn Is Associated with Mode of Delivery and Not with Maternal Use of Selective Serotonin Reuptake Inhibitors." *American Journal of Perinatology* 2011; 28:19–24.

Wisner, K. L. "Prevention of Recurrent Postpartum Depression: A Randomized Clinical Trial." *Journal of Clinical Psychiatry* Feb 2001; 62(2):82–86.

Wisner, K. L. "Timing of Depression Recurrence in the First Year After Birth." *Journal of Affective Disorders* 2004; 78(3):249–52.

Wisner, K. L., and C. Schaefer. "Psychotropic Drugs," in *Drugs During Pregnancy and Lactation: Treatment Options and Risk Assessment. Academic Press* 2015; 293–339.

Wisner, K. L., et al. "Major Depression and Antidepressant Treatment: Impact on Pregnancy and Neonatal Outcomes Medications and Lactation." *American Journal of Psychiatry in Advance* 2009; 166:557–566.

Wisner, K. L., et al. "Onset Timing, Thoughts of Self-harm, and Diagnoses in Postpartum Women with Screen-Positive Depression Findings." *JAMA Psychiatry* May 2013; 70(5):490–498.

Yamamoto-Sasaki, M., et al. "Association between antidepressant use during pregnancy and autism spectrum disorder in children: a retrospective cohort study based on Japanese claims data." *Maternal Health, Neonatology, and Perinatology* 2019; 5:1.

Yan, J., et al. "Association between Duration of Folic Acid Supplementation during Pregnancy and Risk of Postpartum Depression." *Nutrients* 2017; 9(11).

Yonkers, K., et al. "Management of Bipolar Disorder During Pregnancy The Postpartum Period." *Focus* 2005; 3:266–279.

Yonkers, K. A., et al. "The Management of Depression During Pregnancy: A Report from the American Psychiatric Association and the American College of Obstetricians and Gynecologists." *General Hospital Psychiatry* 2009; 31:403–413.

Young, S. M., et al. "Placentophagy's effects on mood, bonding, and fatigue: A pilot trial, part 2." *Women and Birth* 2017; 31:e258-e271.

# 付録2) 用語

## 専門用語 (五十音順)

**うつ病**——悲しい気分，イライラ，睡眠や食欲の障害，喜びの喪失，疲労感，絶望感などを特徴とする一般的な疾患です。うつ病の原因は，生化学的，感情的，心理的などさまざまな要因が考えられます。

**オメガ3フィッシュオイル（魚油）**——EPAとDHA（「必須」脂肪酸）のオメガ3脂肪酸が最も多く含まれており，魚油のなかでも最も純度が高いものです。すべての製品が同じではありません。分析証明書が添付されているもの，USP（米国薬局方）で認可されているもの，第三者による純度検査が行われているものを探しましょう。EPAとDHAの量を必ず確認して，EPA 1,000 mgを摂取できるようにしましょう。海の生態系を保護する方法で捕獲された魚油を購入するようにしてください。ラベルをよく読みましょう。

**気分不安定**——気分が急激に変化すること。例えば，楽しい気分から悲しい気分に変わること。

**強迫性障害（OCD）**——約100人に1人の割合で発症するといわれています。強迫性障害は，脳内の化学物質の不均衡と関連しています。この症状は，ストレスがかかると悪化します。強

216

迫観念とは，侵入的（突然あらわれる）かつ反復的に（何度も何度も）起こる考えのことです。強迫観念をもっている人は，安心な場所や状況であっても，心配したり，繰り返し心配事を考えたりしてしまいます。強迫行為は，強迫観念によって生じる不安を軽減するために行われる反復的な行動です。強迫行為は，掃除，チェック（ドアの鍵や赤ちゃんの呼吸など），カウント（バッグの中のオムツの数など）などの形であらわれます。強迫観念だけの場合と，強迫観念と強迫行為の両方がある場合があります。

**恐怖症**——特定の物体，活動，または状況に対する持続的で不合理な恐怖。この恐怖は，通常，恐怖を感じる対象物や状況を回避する，または恐怖を感じながら経験することにつながります。一般的な恐怖症としては，高所恐怖症，飛行機搭乗恐怖症，狭所恐怖症，クモ恐怖症などがあります。

**軽躁状態**——軽躁状態の症状には，目標達成のための活動が活発になる，過度におしゃべりになる，思考が過敏になる，睡眠の必要性が減る，注意力が散漫になる，イライラするなどがありますが，赤ちゃんが生まれたことによる通常の喜びや興奮と混同されることがあります。機能的には大きな問題はありませんが，軽躁状態は産後の著しいうつ状態と関連しています。

**経頭蓋磁気刺激法（TMS）**——TMSは，電磁場を利用して，うつ病患者の不活性化している脳の領域を刺激する治療法です。この治療法は，医師（通常は精神科医）によって処方され，実施されます。患者は，歯医者さんのような専用の椅子に座り，磁気コイルを頭の上に1時間ほど置いて治療を受けます。治療中，患者は本を読んだり，テレビを見たりすることができます。

治療は毎日（少なくとも週 5 日），4 ～ 6 週間にわたって行われ，通常は病院（クリニック）での治療となります。通院の行き帰りに自分で車を運転してもかまいません。最もよく指摘される副作用は頭痛です。保険適用になる場合もあります。

**月経前不快気分障害（PMDD）**——月経の 1 ～ 2 週間前にあらわれ，月経開始後 1 週間以内におさまる複合的な症状のこと。一般的な症状としては，膨満感，けいれん，イライラ，疲労感，怒り，抑うつなどがあります。約 75 ％の女性が，ある程度の月経前の気分の症状を経験しています。

**幻覚**——人が見たり（幻視），聞いたり（幻聴）するもので，他の人には見えないもの。幻覚には宗教的なニュアンスが含まれることが多く，例えば，神や悪魔の声が聞こえるなどがあります。「特定のことをすべきだ」という命令を含むことが多いです。

**向精神薬**——脳内化学物質に作用して思考過程や感情に影響を与える薬。抗うつ薬や抗不安薬などがこのカテゴリーに含まれます。

**コルチゾール**——コルチゾールは「ストレスホルモン」と呼ばれ，不安や興奮を感じたときに副腎から分泌されるホルモンです。

**再発**——健康な状態が続いた後，再び病気になること。

**産後**——母親が出産した後。産後 1 年以内に発症した病気は産後とみなされます。

**周産期の気分および不安障害（PMAD）**——妊娠中または産後 1 年以内に始まった気分障害（うつ病など）または不安障害（パニックなど）のこと。

**出生前**——妊娠中のこと。

**神経伝達物質**——神経細胞から放出され，ある細胞から別の細胞

へ情報を伝達する化学物質。神経伝達物質は，脳内でメッセージを伝達します。セロトニン，ノルエピネフリン，ドーパミンなどがあります。

**心的外傷後ストレス障害（PTSD）**──PTSDは，性的虐待や暴行，外傷的な出産など，生命を脅かす出来事や損傷を伴う出来事の後に起こる可能性があります。PTSDを発症すると，悪夢やフラッシュバックを見たり，眠れなくなったり，無力感を感じたり，感情が委縮してしまったり，感情が切り離されるような体験をします。症状は深刻で，日常生活に大きな支障をきたすこともあります。

**睡眠衛生**──良質な睡眠を促進するためのさまざまな実践方法のこと。寝室を暗く，静かにして，リラックスできるようにすることなどが挙げられます。就寝前のアルコール，カフェイン，タバコの摂取は避けましょう。寝る1時間前には照明を落とし，電子機器の電源を切り，ブルーライトをカットするメガネを使用しましょう。ベッドの中にペットがいると，ときに睡眠を妨げることがあります。

**精神病性障害（サイコシス）**──現実を見失うなど，極端で危険な精神障害。精神病の患者は不合理な行動を示し，幻覚や妄想があります。入院や投薬が必要となります。現在，産後の精神病のほとんどは双極性障害によるものと考えられています。精神病の女性は，その結果として，自殺や嬰児殺し（乳児を殺すこと）の割合が高くなります。

**精神分析**──現在の人間関係や行動パターンに影響を与えている無意識の要因に焦点を当て，その要因の起源を探り，時間の経過とともにどのように変化してきたかを示し，クライアントが

大人の生活に対処できるよう支援する心理療法の一形態で，クライアントが話し，セラピストは主に聞き役となります。通常，セラピーは週に4，5回行われ，何年も続くこともあります。映画やテレビで「セラピー」の場面として出てくるのは，これが多いです。

**双極性障害**——双極性障害は，躁うつ病としても知られており，躁状態（「躁状態」の項参照）とうつ状態との気分の連続した変化が特徴です。多くの研究者は，この病気には強い遺伝的要素があると考えています。双極性障害は，重症度に応じたスペクトラムで発症します（訳者注：スペクトラムとは，症状があいまいな境界をもちながら連続していることです）。双極性障害Ⅰ型には，躁状態とうつ状態の繰り返しが含まれます。双極性障害Ⅱ型は，軽躁状態と軽うつ状態が繰り返されるのが特徴です。躁病エピソードには，医療上の緊急事態を引き起こす幻覚や妄想が含まれることがあります。軽躁状態では，睡眠障害，イライラ，焦燥感，不安感，集中力の低下などが見られます。しばしば「気分屋」とみなされます。家族の中に双極性障害の人がいることがありますが，診断されていない場合もあります。

**躁状態**——双極性障害（上記参照）の症状の1つで，おおげさな興奮，多動性，および駆け巡るような散漫な思考が特徴です。躁状態の人は，感情的な「高揚感」を感じ，しばしば適切な判断ができなくなります。話すスピードが速く，睡眠や食事の必要性をほとんど感じないこともあります。思考はたいてい混乱しており，不適切な性行為や買い物三昧など，性的，社会的，身体的に不健康な行動をとることがあります。

**対人関係療法（IPT）**——IPT は，対人関係の問題を解決する，

短時間の高度に構造化された心理療法です。この治療法は，産前産後の気分障害や不安障害に有効であることが示されています。IPT は，例えば，対人関係の不和，孤立感，新しい役割への適応，喪失後の悲嘆などの問題を解決するのに役立ちます。セラピストは，協力的な枠組みの中でこれらの問題に取り組む支援を行います。

**注意欠如・多動症 / 注意欠如・多動性障害（ADHD）**——ADHD は，子どもから大人まで，生涯にわたって見られる精神衛生上の障害です。症状としては，集中力の低下，多動性や衝動性を伴う行動などがあり，人間関係や仕事の遂行に支障をきたすことがあります。

**電気けいれん療法（ECT）**——妊娠中を含む重度のうつ病，双極性障害，精神病の治療に用いられる医療処置で，週に 2 〜 3 回，6 〜 12 回，麻酔をかけて行われます。症状が急速に改善することがあります。副作用としては，記憶喪失，筋肉痛，痛みなどがあります。

**認知行動療法（CBT）**—— 認知行動療法は，周産期の問題に対して非常に効果的な心理療法であることが，研究でよく知られています。CBT では，セラピストが治療の過程で積極的な役割を果たし，治療に明確な構造と焦点を与えます。認知療法では，特定の思考パターン，信念，行動がどのようにうつ，不安，怒りなどの症状を引き起こすかをクライアントに教えます。セラピストは，クライアントが新しい前向きな考え方や行動様式を身につけられるよう，クライアントと協力します。CBT は，クライアントが具体的で実用的な目標を立て，それを達成するためのテクニックを身につけることを促し，サポートします。

新しいスキルを生み出すことに焦点を当てます。

**パニック障害**——パニック発作の際には，強い恐怖感，速い呼吸，発汗，吐き気，めまい，しびれなどの症状を感じます。次の発作が起こることを恐れ（予期不安），自分が危険だと思う状況を避けるための行動をとることがあります。

**病因**——疾患や病気の原因や由来のこと。

**不眠症**——眠ることができない状態。入眠障害や睡眠維持障害をいうこともあります。

**ブルーライト**——テレビ，パソコン，家庭用電球などには，ブルーライトが含まれています。このブルーライトは，脳のメラトニンという睡眠を助けるホルモンの分泌を妨げる働きをします。メラトニンの分泌量を増やすと，睡眠が改善されます。ブルーライトをカットしながらテレビやパソコンを見ることができる特別なメガネや電球が販売されています。LowBlueLights.comをお勧めします。

**補完代替医療（CAM）**————これらの治療法は，さまざまな治療法を補完します。補完的な治療法は，主な治療法に加えて，強化のために使用されます。代替療法が，薬の代わりに使用されることもあります。

**マインドフルネス認知療法（MBCT）**——認知療法の考え方や進め方に，瞑想や呼吸法を組み合わせた療法です。マインドフルネスは，感情，思考，身体的感覚を認めながら，冷静に，判断せずに，今この瞬間に意識を集中することを助けます。

**妄想**——誤った思い込みのことです。追いかけられたり，覗かれたりすることを恐れたり，自分が自分以外の誰かだと思ったりします。多くの場合，その考えには宗教的な内容が含まれています。

## 医療従事者 （五十音順）

※訳者注：以下はアメリカでの状況です。必要に応じて日本
の職種などを補足しました。

　周産期の気分障害についての情報は，ほとんどのトレーニ
ングプログラムでは日常的に提供されてはいません。第3章
「［1］セラピストや主治医を探す」の項をご参照ください。

**医師助手（PA-C）**──PA は，病気を診断し，治療計画を立て
　て管理し，薬を処方し，多くの場合，患者の主な医療提供者と
　しての役割を果たす医療専門家です。PA は精神医学の専門資
　格をもつことができます。
　※日本では該当する職種はありません。
**周産期メンタルヘルス認定（PMH-C）**──メンタルヘルスプラ
　クティショナー，関連専門家（ドゥーラや授乳コンサルタン
　トなど），薬を処方する医師などが周産期メンタルヘルスに
　ついて認定を受けることができます。（認定を受けている専
　門家を探したり，認定を受けることについての詳細情報は，
　postpartum.net を参照）。
　※日本では該当する職種は，まだありません。日本周産期メン
　タルヘルス学会会員もしくは周産期メンタルヘルスに興味があ
　る看護職や助産師，保健師，心理職などがこれに該当するので
　はないかと思われます。

**助産師**——（「認定助産師」および「認定看護師・助産師」も参照）。免許をもたずに助産を行っている女性もいます。トレーニングと免許については，必ず問い合わせてください。

※日本では，助産師・保健師は必ず国家資格をもっています。

**心理療法士**——心理療法を実践する人のことで，臨床心理士，精神科医，専門カウンセラー，ソーシャルワーカー，またはその他の精神保健の専門家です。薬物を処方できるのは，医師，臨床看護師，または医師助手のみです。

※日本では，臨床心理士・公認心理師がこれに該当すると思われますが，薬を処方することはできません。

**精神科医**——精神保健の専門家で，MD（医学博士）の学位を取得しています。高度なトレーニングは，精神医学的診断，精神薬理学（メンタルヘルス問題の薬物管理），および心理療法に焦点を当てています。向精神薬を処方する専門家です。

**精神科看護師（APRN）**——追加教育を受け，修士号または博士号を取得した正看護師は，専門分野の高度実践正看護師（APRN）になることができます。APRNは，個人，家族，グループ，地域社会に精神科医療の全範囲のサービスを提供し，ほとんどの州で薬を処方する権限をもっています。APRNは独立して活動する資格があります。

※精神科看護師の中で，日本看護協会の認定資格である専門看護師はいます。総合病院で，周産期メンタルヘルスに関わっている，いわゆるリエゾン精神看護専門看護師もいます。日本の専門看護師（修士号をもっています）はAPRNにあたります。日本にNP（ナースプラクティショナー）は制度上認められていません（一部大学院で養成されていますが）。また処方権は

ありません。なお，APRN でなくても，看護師も訪問看護ステーションなどを経営するなど独立して活動できます。（開業権をもっているのは助産師のみです）。

**精神科ソーシャルワーカー**——MSW（ソーシャルワーク修士）の学位を取得している精神保健専門家で，環境要因が精神障害に与える影響に敏感になるように訓練されています。LCSW は，臨床ソーシャルワーカーの専門家です。これらの専門家は投薬を処方することはできません。

※日本では，精神保健福祉士や社会福祉士が該当すると思われますが，修士の学位は必須ではありません。

**ドゥーラ（バース・ドゥーラ）**——バース・ドゥーラという言葉は，ギリシャ語で「女性の使用人」を意味する言葉に由来します。認定を受けたバース・ドゥーラの役割は，陣痛と出産の際に女性とそのパートナーを肉体的，精神的にサポートすることです。バース・ドゥーラは，膣内検査や胎児の心拍数モニターなどの臨床的な仕事は行いません。ドゥーラは，医学的または心理的な状態を診断したり，医学的なアドバイスをしたりする訓練を受けておらず，むしろ女性が自分の出産の好みを主張するのを手助けします。出産ドゥーラは，陣痛，出産，および最初の授乳を含む産褥期に，身体的および精神的に快適に過ごす方法について女性を教育します。

※日本では，助産師に相当するのではないかと考えます。

**ドゥーラ（産後ドゥーラ）**——バース・ドゥーラと産後ドゥーラには違いがあります。産後ドゥーラは，赤ちゃんが家に帰ってきた後の女性とパートナーに，身体的，感情的，教育的なサポートを提供します。認定を受けた産後ドゥーラは，乳児 CPR（心

肺蘇生法）の資格をもち，授乳サポート，新生児ケア，栄養，生後数週間の親としての感情的適応などについてのトレーニングを受けています。産後のドゥーラは，簡単な家事や食事の準備を行うことが多いです。認定機関の詳細については，「リソース（情報資源）」を参照してください。

※日本では，保健師がこれに相当するのではないかと思われますが，家事や食事の準備などはしないので，この点については「家事サポート」「産前産後ホームヘルプサービス」の事業（自治体によって若干異なる）と重なると思われます。また，日本の助産師・保健師は乳児CPRの資格をもっている人はほとんどいないと考えてよいと思います。

※「ドゥーラ」は，日本では制度化されておらず，一部の地域で活動をしているようです（一般社団法人ドゥーラ協会〈https://www.doulajapan.com/〉など）。

【ドゥーラを選ぶ際の質問】

・認定を受けていますか？（※日本では助産師が該当し，すべての助産師が国家資格をもっています）

・産後うつについてのトレーニングを受けていますか？（周産期メンタルヘルスコンセンサスガイドを知っていますか？）

・うつ病の薬の使用についてどのように考えていますか？

・産後うつに関して，紹介できる医療機関や相談機関はありますか？

**内分泌専門医**——ホルモンに関連する問題の治療を専門とする医師（MD）。内分泌専門医は，甲状腺の問題を扱うことが多いです。

**認定看護師・助産師（CNM）**——CNMは，看護と助産の教育を受けた免許をもつ医療従事者です。妊娠可能な年齢の女性を対

象に，出産前のケア，出産後のケア，婦人科検診，新生児のケ
ア，家族計画の支援，妊娠前のケア，更年期障害の管理，健康
維持のためのカウンセリングなどのプライマリーヘルスケアを
行います。アメリカでは，CNM は出産の 9% 以上に立ち会っ
ています。多くの CNM は薬を処方することができます。

※日本では，保健師・助産師を合わせた形がこれに近いのでは
ないかと考えます。

**認定助産師（CM）**——CM は，助産学の教育を受け，米国看護
助産師協会（American College of Nurse-Midwives）の認定を
受けている個人。出産前のケア，出産時のケア，産後のケア，
婦人科検診，新生児のケア，家族計画の支援，妊娠前のケア，
更年期障害の管理，健康維持のためのカウンセリングなど，女
性のプライマリーヘルスケアを提供します。

**認定臨床専門カウンセラー（LCPC）**——修士レベルの精神保健
の専門家です。LCPC は薬を処方することはできません。

※日本でこれに該当する職種は，精神保健福祉士ですが，修士
レベルは必須ではありません。

**マリッジ＆ファミリーセラピスト（MFT）**——カリフォルニア
州で修士レベルのライセンスをもつ専門家で，LCSW や LCPC
に似ています。個人，カップル，家族療法の訓練を受けていま
す。薬を処方することはできません。

**ラクテーション（授乳）コンサルタント**——母乳育児のプロセス
に関するサポートと教育を提供する，訓練を受けた，多くの場
合認定を受けた専門家。授乳コンサルタントは，授乳，搾乳，
哺乳瓶の使用，離乳に関する支援を提供します。

※日本では，主に助産師がこの役割を担っています。母乳ケア

だけに特化した助産所もあります。

**臨床心理学者**——心理学の博士号（PhD, PsyD, EdD のいずれか）を取得したメンタルヘルスの専門家。研究，評価，さまざまな心理療法の適用に関する広範な臨床研修を受けています。精神的・感情的な障害の研究，診断，治療，予防に従事します。臨床心理学者は薬を処方することはできません。

※日本では，臨床心理士・公認心理師がこれに近いものであると考えられます（日本の臨床心理士・公認心理師は，修士課程〈MD〉になります）。

## 【著者】

### ショシャナ・S・ベネット (Shoshana S. Bennett, PhD)

エラナとアーロンという2人の子をもつ母で，子どもたちの生命を脅かす産後うつ病を2回経験した後，1987年に Postpartum Assistance for Mothers（母親のための産後支援）を設立しました。著書に Children of the Depressed, Pregnant on Prozac, Postpartum Depression for Dummies があります。全国放送のテレビ番組で産後の専門家として "Dr. Shosh" が取り上げられ，放送局も彼女に意見を求めています。全国のラジオでインタビューを受け，多くの新聞や雑誌で引用されています。Postpartum Support International (PSI) の元会長であり，著名なゲスト講師，基調講演者，初の PPD アプリの作成者，映画 Dark Side of the Full Moon のエグゼクティブ・プロデューサー，そして Postpartum Action Institute の共同設立者でもあります。3つの教育資格，2つの修士号，博士号を取得しており，臨床心理士の資格をもっています。


### ペック・インドマン (Pec Indman, PA, EdD, MFT, PMH-C)

カウンセリングの博士号と健康心理学の修士号をもち，マリッジ＆ファミリーセラピストの免許をもち，周産期メンタルヘルスの国家資格をもっています。ジョンズ・ホプキンス大学で家族療法の医師助手の研修を受けました。PSI の教育・トレーニング部門の元議長であり，毎年の会議に参加しています。PSI のカリキュラムを開発し，またトレーナーを務めています。また，全国のラジオ，国内外のテレビ，雑誌，新聞のインタビューを受けています。国内外でさまざまな講演を行うほか，政府や地方自治体のプログラムの専門家アドバイザーとしても活躍しています。また，メーガンとエミリーという2人の娘の母親でもあります。

【監訳】

**宮崎 弘美**（みやざき ひろみ）

臨床心理士，公認心理師，保育士，PSI 日本エリアコーディネーター，産後うつ情報サイト「ママブルーネットワーク」および「産後うつ自助グループ交流会」，「周産期メンタルヘルス心理職勉強会」管理人，（前）長崎大学病院精神神経科勤務，（現）医療法人湖山荘 福島松ヶ丘病院心理室勤務

【医学用語翻訳】

**小川 眞**（おがわ まこと）

医学博士，脳神経内科学会認定医，（前）国立循環器病研究センター脳血管内科医長，（前）りんくう総合医療センター神経内科部長，（現）小川内科副医院長

【翻訳】

**小川 朝子**（おがわ あさこ）

臨床心理士，公認心理師。2001 年に産後うつを経験，そこから立ち直った体験をもとに 2014 年妊産婦心理カウンセリング室を設立。コロナ禍で無料 WEB カウンセリング「マタニティカウンセリング」を他の心理師と共に立ち上げる。

**ママブルーを乗り越えるために**

2021 年 12 月 10 日　初版第 1 刷発行
2022 年 2 月 5 日　初版第 2 刷発行

著　　者　ショシャナ・S・ベネット　ペック・インドマン
監訳者　宮崎弘美
発行者　石澤雄司
発行所　株式会社星和書店
　　　　〒 168-0074　東京都杉並区上高井戸 1-2-5
　　　　電話　03 (3329) 0031 (営業部) ／ 03 (3329) 0033 (編集部)
　　　　FAX　03 (5374) 7186 (営業部) ／ 03 (5374) 7185 (編集部)
　　　　http://www.seiwa-pb.co.jp
印刷・製本　株式会社光邦

Printed in Japan　　　　　　　　　　ISBN978-4-7911-1089-6

# 〈特集〉周産期メンタルヘルスにおける心理社会的支援

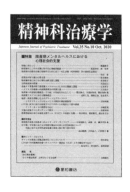

月刊 **精神科治療学**
**第35巻10号**

B5判　定価：本体 2,900円＋税

近年、周産期メンタルヘルスの重要性が高まっている。国としてもハイリスク妊産婦連携指導料の算定や母子健康包括支援センターの設置などの母子保健施策を次々に発出しているものの、妊産婦の自殺や新生児・乳児に対する虐待などの問題は増加傾向にある。本特集では、精神科診療施設のみではなく、精神科への紹介前の生活の場において、母子保健サービスと同時に妊産婦への心理社会的支援を提供するという観点から、福祉や行政、COVID-19下でのリモート支援など、最新の情報を多角的に集約した。周産期メンタルヘルスに関わる多職種にとっての指針となる必読の特集。

発行：星和書店　http://www.seiwa-pb.co.jp

〈特集〉

# 妊娠期・授乳期の向精神薬治療
# ―母児への影響と使い方―

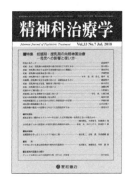

月刊 **精神科治療学**
**第33巻7号**

B5判　定価：本体2,880円＋税

向精神薬の服薬を継続しつつ妊娠・出産することが珍しくない今日、妊娠・出産・授乳期の投薬の指針が切実に求められている。本特集は、現時点での最新の臨床知見を整理し、添付文書では対応しきれない点に対して、有益な情報提供を目指した。単に各薬剤の妊娠期・授乳期における影響を解説するだけでなく、どのような点に留意して用いるのか、減量はどうするのかなどの "実践的な使い方" についてもまとめた。本特集が妊娠期・授乳期の向精神薬治療の貴重な指針として役立つこと間違いなし。周産期の診療に関わる精神科医、薬剤師、さらには産科領域の専門職の方々が治療方針や処方計画を検討する際に必読の特集。

発行：星和書店　http://www.seiwa-pb.co.jp

## 〈特集〉周産期メンタルケア
## ―多職種連携の作り方―

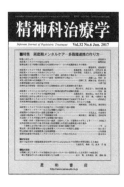

月刊 **精神科治療学**
**第32巻6号**

B5判　定価：本体 2,880円＋税

精神的不調の起こりやすい周産
期。妊産婦の自殺や新生児殺・
虐待などの重大事例が注目され
るに伴い、周産期メンタルヘル
スへの関心が高まっている。本
来、喜ばしいはずの妊娠・出産・
育児において、妊産褥婦のメン
タルヘルスをいかに保つか。そ
のためには産婦人科と精神科のみならず、保健師などの多職
種、さらには児童相談所をはじめとする行政機関など多機関
との連携が必須だが、わが国における実践例は限られている。
本特集では多職種・多機関・地域連携に焦点を当て、実際に
取り組んでいる各専門職種の方々にその実践例をあますとこ
ろなく述べていただいた。本特集を読めば、周産期メンタル
ヘルスに取り組みたくなること間違いなし。どのように連携
すればよいか迷っている関係者には必読の特集。

品切れですが、三省堂書店オンデマンドでご購入いただけます。
https://item.rakuten.co.jp/books-sanseido/ebm-seiwa121/

発行：星和書店　http://www.seiwa-pb.co.jp